杂病求实

——国医大师徐经世「从中调治」临证实录

主　审　　徐经世　张国梁

主　编　　汪　元

编　委

李永攀

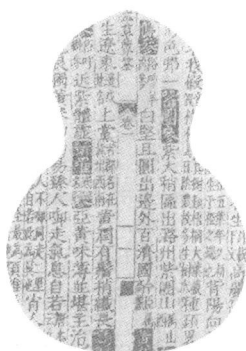

时代出版传媒股份有限公司

安徽科学技术出版社

图书在版编目（CIP）数据

杂病求实：国医大师徐经世"从中调治"临证实录 /
汪元主编. -- 合肥：安徽科学技术出版社，2019.1（2025.6
重印）
　　ISBN 978-7-5337-7620-6

　　Ⅰ.①杂…　Ⅱ.①汪…　Ⅲ.①内科杂病-中医临床-
经验-中国-现代　Ⅳ.①R25

　　中国版本图书馆 CIP 数据核字（2018）第 145969 号

ZABING QIUSHI——GUOYI DASHI XU JINGSHI CONGZHONGTIAOZHI LINZHENG SHILU

杂病求实——国医大师徐经世"从中调治"临证实录　　主编　汪　元

出 版 人：王筱文　　　策　　划：王　宜　　　责任编辑：王　宜
责任校对：张　枫　　　责任印制：梁东兵　　　封面设计：冯　劲
出版发行：安徽科学技术出版社　　　http://www.ahstp.net
（合肥市政务文化新区翡翠路 1118 号出版传媒广场，邮编：230071）
电话：(0551)63533330
印　　制：河北晔盛亚印刷有限公司　　　电话：15811513201
（如发现印装质量问题，影响阅读，请与印刷厂商联系调换）

开本：880×1230　1/32　　　印张：7.25　　　字数：200 千
版次：2019 年 1 月第 1 版　　2025 年 6 月第 2 次印刷

ISBN 978-7-5337-7620-6　　　　　　　　　　　定价：65.00 元

前　　言

　　中医是祖国优秀传统文化的瑰宝,是东方独具特色的医学体系,如何做好中医药传承工作是关乎中医药发展的重要环节。本人于中国中医科学院中医药传承博士后在站期间,有幸跟随国医大师徐经世先生学习,先生循循善诱、一丝不苟的治学态度让我终身受益。先生十分重视中医药传承工作,一贯秉承"为往圣继绝学"的传承精神,将自己的毕生经验毫无保留地传授给后学者,凡是跟随过先生的学生无不对其无私教授而心存感激。《杂病求实——国医大师徐经世"从中调治"临证实录》是继承、整理国医大师徐经世先生治疗杂病的理论和临床实践的一部专著,对徐氏内科学术思想的传承及提高广大读者的中医临床水平具有一定的作用。

　　本书分为六章,第一章介绍了中医内科学术发展源流及现状;第二章重点介绍徐经世中医杂病"从中调治"学术思想的理论构建;第三章介绍"从中调治"学术思想在胃脘痛、尪痹、妇科等疾病中的应用;第四章重点介绍徐经世先生中医杂病临证用药经验;第五章记录了徐经世先生就八个临床问题的学术访谈;第六章精选徐经世临床医案 100 例,涵盖肺系、心系、脾胃、肝胆、肾系、气血津液、肢体经络、肿瘤术后、妇科、皮肤等十个方面,内容丰富。

本书从临证实录的角度阐述徐经世教授治疗中医杂病创新的学术思想、独特的临床诊疗经验和选方用药特色,凝练了徐经世教授的临证精华,丰富和发展了中医内科杂病诊治理论,促进了中医内科杂病治疗学的发展,具有一定的学术价值和临床指导意义。本书适合广大中医临床工作者、中医院校师生和中医爱好者学习参考。

本书在编写过程中得到"徐经世国医大师传承工作室"全体人员的大力帮助,在此表示感谢!由于编者水平及编写时间有限,本书尚有诸多不足,敬请广大同仁批评指正。

汪　元

目　　录

绪　　论

　　徐经世教授是第二届"国医大师"，安徽省首届"国医名师"，中国中医科学院中医药传承博士后合作导师，全国第二、三、四、五批老中医学术经验继承导师，安徽徐氏医学第三代传人，全国著名中医内科专家。徐先生出身中医世家，自幼博览众书，熟读经典，从事中医临床六十余载，治学严谨，医术精湛，擅长治疗中医内科疑难杂症，尤其是脾胃肝胆、心系、肿瘤、妇科疾病。徐先生幼承家学，阅览大量中医典籍，广泛涉猎历代有代表性的医学读物及不同医学流派的专著，尤其推崇李东垣、叶天士等人的学术思想，反复阅读他们的著作，用心领悟，深刻体会。由于先生中医理论基础扎实，对前人丰富的临床经验有着更为深刻的理解，故临床诊治得心应手。先生还十分重视现代医学知识的学习，早在 20 世纪 60 年代初期，先生在安徽中医进修学校学习中医理论的同时，就开始接触并认真学习现代医学知识，熟悉、掌握了现代医学基础理论知识，为先生临床诊断、治疗疾病提供了不同于传统中医理论思维的模式与方法，丰富了运用中医药方法诊治疾病的内涵与手段。先生经常教导弟子在努力掌握中医理论基础的同时，要学习现代医学，丰富自己的理论。现代医学可使疾病病位及其性质准确化，且检测手段多样化，疗效标准客观化，先生强调要学会运用两种不同医学理论体系的思维方法来认识疾病，辨证论治，从而提高临床疗效，为患者服务。

　　徐先生勤求古训，博采众长，强调尊古而不泥古，继承与创新并重，注重"集思广益，贵在实践"，精于疑难杂症的诊治，在实践中对古人观点多有阐发和突破，形成了特色鲜明的徐氏内科学术思想体系。在内科杂病的证治方面，提出"病因在郁，从中调治"

的法则；在内科脾胃病的治疗方面，提出"温而不燥，补而不滞，健脾理气，益胃甘平"和按脾胃的生理特性予以双向用药的方法，大大提高了临床疗效；对痹证的病因提出"非风所致"的新观点等；在临证中总结了胆胃病、咳嗽、眩晕等的证治，研制的消化复宁汤、复方凤尾草冲剂、止咳宁等方对胆胃病、尿路感染、顽固性咳嗽等病证的治疗提供了有效的组方，解除了很多此类患者的痛苦。同时在治疗方面，守古而不泥古，继承而重发展，能大胆运用中医药抢救内科疑难危急患者，在所居周边，享有盛誉。在繁忙的临床工作之余，徐先生还利用空闲时间，认真总结自己和先人的宝贵经验，先后撰写了《已故徐恕甫老中医临床经验总结》《中医肝病内涵与外延探析》《内科杂病证治新悟》《徐经世调理中州胆胃学术经验浅述》等40余篇论文，出版了《徐恕甫医案集》《徐经世内科临证精华》《徐经世临证经验集粹》《第二届国医大师临床经验实录：国医大师徐经世》等四部专著，构建了独具特色的徐氏中医内科学术思想体系。

第一章　中医内科学术发展源流及现状

一、中医内科学术发展源流

1. 中医内科学术理论起源

中医内科的形成与发展经过了漫长的历史过程,殷商的甲骨文中就出现"疾言""疾首""疾腹""疟疾""蛊"等与内科疾病有关的文字,还开始采用按摩和口服汤药的治疗方法。西周《周礼》中已出现"食医""疡医""疾医""兽医"的分科,并记有"疾医掌养万民之疾病","疾医"可视为最早的内科医生。《左传》中已明确记有"六气致病说"的论述。这一时期可称为中医内科学的萌芽时期。

春秋战国时期,出现了《脉法》《五十二病方》《治百病方》《足臂十一脉灸经》《阴阳十一脉灸经》等医学著作,医学体系逐步形成。成书于西汉的《黄帝内经》是一部划时代的中医学巨著,它全面总结了秦汉以前的中国医学成就,是我国最早的医学总集。它集中体现了中医学整体观念和辨证论治的核心理念,详细阐述了中医脏腑、经络、气血、津液等独特的生理系统及病理状态;提出了外感六淫、内伤七情及饮食劳倦等病因病机学说,望、闻、问、切四诊合参的诊断方法;论述了辨证论治、理法方药的基本原则;强调了无病先防、有病早治的预防思想。《黄帝内经》对内科病症的论述有二百多种,大多从病因、病机、表现、转归、传变和预后等方面加以阐述,对"热论""痿论""疟论""痹论"等特殊病证还做了专篇讨论。就记载的病种范围而言,已包括内科所属的热病和杂病两类,其中对热病已认识到由外感寒邪引起者,有由表入里的传变规律。此外,《黄帝内经》中对内科疾病分别从脏腑、经络、气血、津液等生理系统,风、寒、暑、湿、燥、火等病因以及疾病的临床表现特点来认识,为后世内科疾病的分类与命名奠定基础。由此可见,《黄帝内经》是中医学理论体系形成与发展的渊源,中医内科学术理论的确立和发展同样也源于此。

东汉张仲景在继承《黄帝内经》基本理论的基础上,著成《伤寒杂病论》,该书成书于东汉,但由于时局混乱,原书亦有散失,后经晋代医学家王叔和的整理,把伤寒和杂病分开加以编排,直至北宋又经医官孙奇、林亿等人校正,成为今天我们可以读到的《伤寒论》《金匮要略》两部书。前者以六经辨证来概括和辨识外感时病,对外感病证的发生、发展、预后、治疗做了精辟的论述;后者以脏腑病机来概括、辨识内伤杂病,首创"六经辨证"辨治外感疾病,"脏腑经络辨证"辨治内伤杂病的方法。该书创造性地发展了《黄帝内经》的医学理论,使《黄帝内经》辨证论治的思维方法与临床实践密切结合起来。时至今日,该书对中医临床仍有较高的指导价值,它被公认为中国医学方书的鼻祖,并被学术界誉为讲究辨证论治而又自成一家的最有影响的临床经典著作。总之,"六经辨证"和"脏腑经络辨证"体系的确立为中医内科的发展奠定了坚实的基础。

2. 中医内科学术发展时期

晋朝王叔和所著《脉经》是中国现存最早的脉学专著,全书共分十卷、九十八篇。该书集汉以前脉学之大成,取《内经》《难经》以及张仲景、华佗等有关论述分门别类,在阐明脉理的基础上联系临床实际,把临床常见脉象归纳为24种,对内科疾病的诊断起了极大的促进作用。

东晋葛洪广泛收集民间验方验法,结合个人经验,辑成《肘后备急方》一书,该书主要论述内科急性病证,兼及外伤科及五官科等,记载了许多简便有效的方药,如用青蒿治疗疟疾,用海藻、昆布治疗瘿病,用槟榔驱寸白虫,这些疗法比欧洲早一千多年,并对肺结核、天花、麻风等病已有相当认识。

隋代巢元方所著《诸病源候论》是我国最早的一部病因病理专著,该书总结了隋以前的医学成就,对临床各科病证进行了搜求、征集、编纂,并予系统地分类,所载内科疾病超过1 000种。该书详细论述了内科诸疾的病因与证候,如指出瘿病的发生与水土和情志有关;各种淋证的病因是"由肾虚而膀胱热故也"。对于消渴并发痈疽的发病机制,认为"以其内热,小便利故也,小便利则津液竭,津液竭则经络涩,经络涩则荣卫不行,荣卫不行则热气留滞,故成痈疽"。尤其值得提出的是对黄疸病中"急黄"的认识,书中说:"脾胃有热,谷气郁蒸,因为热毒所加,故卒然发黄,心满气喘,命在顷刻,故云急黄也。"该书对疾病的病因病机、证候等,从脏腑、经络和生理、病理角度做了深入而具体的分析,对疾病的诊断、辨证和治法、用药都具有直接的指导作用。

唐代《备急千金要方》和《外台秘要》是两部大型临床医学百科全书,其中对内科病证的治疗方法的介绍更是丰富多彩。孙思邈所著的《备急千金要方》,对内科学有多方面的贡献,对疾病的病证、治法、方药都有细致论述。如认为饮证的病因是"由酒后及伤寒饮冷水过多所致"。对于虚损性疾病的治疗,书中记载了大量的方药,其治疗主要以五脏为中心,而尤其重视心、肾二脏。关于脏腑辨证,书中论述脏腑辨证、方药的内容比重较大,记载了五脏六腑寒热虚实不同证候的治疗方药,将辨证与治疗密切结合,形成了系统的脏腑证治体系。王焘编撰的《外台秘要》,纂集了两晋至隋唐的各家医书,在一定程度下反映了晋、唐时期临床医学的状况,并有所发展。如认识到黄疸病具有传染性,提出"风可内生"的主张,并论述消渴病具有尿甜的症状特征。

宋代由集体编著的两部大型方书《太平圣惠方》和《圣济总录》,载方甚多,其中绝大部分为内科内容,又是国家颁行的内科方书。宋代陈言所著《三因极一病证方论》将临床与三因(内因、外因、不内外因)相结合,对病因学说有所发展。至此,中医学已积累了极为丰富的理论基础,中医内科学已初步形成。

3.中医内科学术争鸣和鼎盛时期

金元时期是中医学术发展史上成就卓著、影响深远的医学时代,涌现出许多不同的医学流派,并在学术上开展争鸣,从而促进了内科学术理论的创新与发展,其中最突出的代表是刘完素、张从正、李杲、朱震亨,被后世称为"金元四大家"。

刘完素倡火热而主寒凉,对火热病机有创造性的阐发,最能反映其学术思想的《素问玄机原病式》一书对《黄帝内经》的病机十九条进行了补充和完善,增强了"诸涩枯涸,干劲皴揭,皆属于燥"的病机。他认为火热是导致人体多种疾病的重要因素,在理论上提出"六气皆从火化""五志所伤皆热"的火热病机学说。刘氏善用寒凉药物治疗火热病证,固有"寒凉派"之称。

张从正治病力主攻邪,善用汗吐下三法。认为疾病的发生是由邪气所致,邪去则身安,故主张治疗以祛邪为主。其所著的《儒门事亲》中指出:"汗、吐、下三法,赅尽治病众法。"故有"攻邪派"之称。其强调攻邪,但并不单纯致力于攻邪而摒弃补益之法,对攻邪与扶正辩证关系的阐述,对汗、吐、下三法的精到应用,独树一帜。

李杲论内伤而重脾胃,首创脾胃内伤学说。李氏著有《内外伤辨惑论》《脾胃论》《兰室秘藏》,三书贯穿着"内伤脾胃,百病由生"的基本思想。他认为"元气"是人生之本,元气充足与否是决定人体是否健康的关键,而脾胃是元气之源,若"脾胃之气既伤,而元气亦不能充,而诸病之所由生也"。李氏主张治疗内伤杂病重在补益脾胃,升发元气,潜降阴火,故有"补土派"之称。此外,李氏阐述内伤杂病的病机、内伤外感的辨别、补中益气汤等甘温方剂的创制,都充实和发展了内科辨证论治的内容。

朱震亨创"阳常有余,阴常不足"之说,力主养阴。所著《格致余论》是其学术思想的代表作,认为相火妄动、阴精亏损是疾病的关键,因而主张治疗以滋阴为主,多用降火之剂,并创制大补阴丸、琼玉膏等名方,遂有"养阴派"之称。朱氏关于"阳有余阴不足""补阴即火自降"的理论,完善和发展了刘完素的火热病机学说,给后世温病学派清热保阴的学术思想以极大的启示。《格致余论》还从气、血、痰、郁四个方面论治杂病,丰富和发展了内伤杂病的理论。

4. 中医内科学术发展和完善时期

明清时期的内科医学在继承前人的基础上有了进一步的发展。一是中医内科杂病方面的总结和发展;一是温病学的飞跃发展,使内科理论臻于详备和系统。

明代薛己所著《内科摘要》,是首先用内科命名的医书。其深受李杲《脾胃论》的影响,对于虚损性疾病的治疗,主要责之脾、肾二脏,同时也兼顾肝脏。薛己还提出阴虚补脾的方法,揭示了脾虚、阴虚和发热的关系,并对甘温除热的治疗机制做了解释。王纶所著《明医杂著》提出"外感法仲景,内伤法东垣,热病用河间,杂病用丹溪"是对当时内科学术思想的一个很好的总结。王肯堂的《证治准绳》、张介宾的《景岳全书》、秦景明的《病因脉治》等著作,对许多内科病证都有深刻的认识,尤其是《景岳全书》,更有独到见解,如提出"阳非有余,真阴不足"及"人体虚多实少"的论点,是对朱震亨"阳常有余,阴常不足"观点的发挥,对内科的辨证论治做出了重要贡献。清代丛书大量涌现,琳琅满目,以内科为主体的书籍,有《图书集成医部全录》《医宗金鉴》《张氏医通》《沈氏尊生书》等。此外,简短实用的还有《证治汇补》《医学心悟》《类证治裁》《医林改错》《血证论》等,对于中医内科学的发展,起了很大作用。如王清任著的《医林改错》,论述了血瘀证和其他有关杂证,创用血府逐瘀汤、补阳还五汤等活血化瘀方剂,直到现在,这些理论和方药仍有相当大的实用价值；唐宗海著的《血证论》，对血证的病因、证治做了全面论述，所总结提出的治疗血证的止血、消瘀、宁血、补虚等理论和经验，为发展血证理论提供了帮助。

温病学说的形成和发展是中医内科学的一个巨大成就。明末清初吴有性著《温疫论》提出"戾气致病"的病因学说，阐发疫病流行之特点、治疗之法当与《伤寒论》有所不同。清代叶天士所著《温热论》可谓是温病学派的开山之作，本书对温热病的临证经验做了高度概括和总结，全书言简意赅，对于临床常见温热病的症状及其传变规律做了精辟的分析和总结。《温热论》对后世医家甚至现代中医临床诊治热性疾病仍是重要的指导依据，它把诊断外感疾病延用千年的"六经辨证"法发展为以"卫、气、营、血"四个层次为主体的辨证纲领，这种反映疾病由表及里的辨证方法是对于六经辨证高水平的应用与发展，是中医理论成功的创新，标志着中医学在辨证水平上的又一次提高。薛雪的《湿热条辨》重点辨析湿热受病的原委，各种临床表现及治疗，指出湿热多由阳明、太阴两经表里相传，以其分析透彻、辨证精微，故其立论明确、治法得体，每为后世所宗。吴瑭的《温病条辨》明确提出温病分三焦传变，阐述风温、温毒、暑温、湿温等病证的治疗，充实了内科热病体系。王士雄的《霍乱论》对霍乱病的认识卓有新见。温病学家的理论和实践使温病学说不断充实完善，使温病学在中医内科范围内，形成了一个与伤寒不同的又一个外感热病体系。至此，内科医学在传统中医学领域内，已经形成了相对完善的临床医学体系。

综上所述，中医内科学是随着历史进程和医学实践的发展而逐步形成和充实的。从《周礼天官》分科，将内科作为医学的一个专科，至东汉第一部有关内科专著《伤寒杂病论》的问世，经历两晋、南北朝时期，临床医学有了进一步的丰富和发展，隋唐则是临床医学的一个总结时期。宋代出现了大量方书，金元有诸多内科学术理论的创新，直至明代首次出现了正式以"内科"命名的医书。中医内科学经历历代医家实践经验的积累和学术理论的创新,不断地充实与提高,由明至清臻于成熟,形成了自身的学术理论体系。

二、中医内科学术研究现状

1949 年以后,中医事业蓬勃发展,全国各地先后建立了中医院校、中医研究机构、中医医院,中医的医疗、教学、科研工作空前发展,培养了大批中医人才,各省、市相继成立了中医学会和中医内科学分会,在各个领域开展了卓有成效的研究工作,有力地推动了中医内科学的发展。

1. 文献研究及中医理论研究方面

对历代古典医籍和内科文献进行了大量搜集、整理,如古籍的校注、校勘、注释等,出版了大批有价值的医学典籍,使浩瀚、庞杂的古代文献为今人所用,古奥难晓的文字为今人所理解,并编写了一批中医内科学专著和教材,如《实用中医内科学》和《中医内科学》一至六版教材、规划教材、新世纪教材、成人教育教材等。对内科杂病病因病机的探讨也不断深入,提出了新的理论见解,据此指导临床治疗,提高了防治水平。如认为中风病与风、火、痰、瘀、虚等致病因素有关,脑脉痹阻或血溢脑脉之外是中风病的主要病机,气血逆乱、脑髓神机受损为中风病的基本病机;通过全国性的痹证协作攻关,提出了"尪痹"这一新的病名,并认识到痹证的病因病机不仅与外因有关,还与脏腑气血及体质相关;通过胸痹心痛的大量临床研究阐明其气虚血瘀病机本质,进一步丰富了病机学说。

2. 临床研究方面

中国中医药学会内科分会自 1981 年成立以来,致力于本学科内涵建设和学科发展,先后成立了十二个专业委员会和学组,在急症、难治病、内科病证规范及其证治规律和疗效机制等方面做了大量的探索研究,制定了与各专业委员会相关的病证诊断、证类诊断及疗效评定标准,使中医内科病证的诊断和辨证逐步向科学化、规范化的要求迈进。还对一些疾病的某些证候类型运用医学统计学及应用数学等方法,使这些证候类型具有客观化、半定量等特点,如中风病急性期的痰热腑实证、痴呆病的痰浊蒙窍证、肺胀病的痰瘀阻肺证、心悸的心肾阳虚证等。并积极开展对冠心病、肾病、肝病、脾胃病、肿瘤等疾病及急症如高热、中风、厥脱、出血等的临床研究,在治疗方法和剂型改革方面取得了可喜的进展。尤其在临床应用方药的剂型上有了长足的进步,已研制出一批高效、速效、低毒、安全的中成药,许多中药新剂型如注射剂、片剂、气雾剂、冲剂、口服液等,在医疗实践中取得了显著的疗效,获得了较高评价,提高了内科疾病的中医治疗水平。

3. 实验研究方面

运用现代科学技术开展对气血、阴阳、脾胃、肾实质等中医内科学理论的研究;对辨证、诊断的规范化及"证"的研究,初步建立了肾虚证、瘀血证、脾虚证模型,对中医"证"的本质进行了探索,为实现中医现代化做了有益的尝试。临床应用方药的药效学研究,当前普遍采用药理学研究手段,并已认识到中药复方的药理作用并不是单味药的简单相加,复方的化学成分也不完全等于单味药化学成分的混合,而是复方的整体效用;复方研究的关键是方证对应,要以临床研究为基源,使基础研究与临床研究相结合。十余年来,采用分子生物学方法进行复方药效学研究的较多,以此为平台从分子、基因水平探讨中药复方治疗内科杂病的作用规律和疗效机制。通过开展实验研究,已从不同方面证明了中药复方配伍应用优于单味药物,其配伍的合理性与组成比例直接影响复方的疗效,中药复方具有多靶点、多环节、多途径的作用,为中医药走向世界开辟了道路。

三、中医内科学术发展的趋势

中医内科学发展历史悠久,随着近代医学的发展,在很多方面取得突破,但总体发展缓慢,治疗范围逐渐缩小,究其原因在于中医研究者长期偏重于对传统宏观的研究,缺乏微观细致的探索。当代中医研究者所面临的问题是如何进一步做好继承与创新,也就是要在继承的基础上向前发展。因为没有继承,就没有创新,而没有创新,任何科学都不能向前发展,所以必须要在继承的基础上创新和在继承的基础上发展。

中医内科学发展的内涵包括多个方面:第一个方面,发展是对前人经验、理论、学说、方剂加以补充完善,例如宋代医家钱乙在四君子汤的基础上,加上陈皮一味,变成异功散,其作用与主治与四君子汤就不尽相同;《医学正传》在四君子汤的基础上,加入陈皮、半夏而成六君子汤;《三固方》在四君子汤的基础上加入扁豆、山药、生姜、大枣变成六神散;《小儿药证直诀》在四君子汤中加入木香、藿香、葛根而成为七味白术散等,这都属于学术的发展。第二个方面,不拘泥于前人的经验、理论和方剂,提出自己的新见解,也是发展,如在清代以前,叶天士根据《内经》卫气营血学说和《伤寒论》的有关理论,结合自身临床经验,提出卫气营血的辨证方法;吴鞠通继承叶天士的学说,又汲取吴又可的经验,提出三焦辨证方法;现代临床上常把六经、卫气营血和三焦辨证有机结合,以八纲为基础,进行综合辨证,也是对中医诊断方法的发展;再以胃病治疗为例,古代医家曾主张以升阳益气为主,而近代名家董建华教授认为胃的生理特点集中在一个"降"字上,降则和,不降则滞,仅升则逆上,其病机突出在一个"滞"字上,一旦气机壅滞,水反为湿,火反为滞,便形成气滞、血瘀、湿阻、食积、痰结、火郁等实证,治疗上当着重于一个"通"字,临床上多采用理气通降、化瘀通络、通腑泄热、降胃导滞、辛甘通阳、升清降浊、辛开苦降、平肝降逆、滋阴通降、散密通降等治法,董老治胃的经验可谓是中医学术的一种发展。第三个方面,对古人的学术著作进行注解,提出自己的看法,对前贤的论点能够有所发挥,同样属于发展。第四个方面,将古人前贤分散、零乱的学术思想和临床经验加以系统化的整理,仍是对中医学术的发展。

随着社会进步、科学发展,人们生活水平不断提高,人文及自然环境变化,疾病谱发生了变化,中医内科学除上述发展情况之外,目前疾病的范围及对一些病证的机制研究和治疗方案都有了新的突破,正朝着系统化、条理化、客观化方向发展。特别近年来在内科分科上有了较大的发展,并对专病进行了深化研究,在继承和发展前人经验的基础上,总结出版多部中医内科证治专著;尤其 2003 年突发性"非典"流行全国,在防治方面显示出中医的独特优势,发挥了中医药应急作用,吸引了人们对中医药认识的感召力,谱写了内科学新的一页。由此可见,未来在内科领域内将形成一个新的体系。

为了扩大内科的病种范围和提高疗效,目前广大中医药研究工作者不仅探索中医基础理论,而且对中药方剂进行实验研究以探索中医药的作用机制,如研究表明补气药具有调节免疫功能的作用,如人参、黄芪、灵芝等能提高淋巴细胞转化率,增强网状内皮系统功能,提高白细胞数;银耳、淫羊藿、五味子、鹿茸、菟丝子、首乌、地黄、阿胶、枣仁等能提高淋巴细胞转化率;党参、白术、淮山药等能增强网状内皮系统功能;党参、白术、补骨脂、山茱萸、女贞子、地黄、刺五加、鸡血藤、玄参、益智仁、紫河车等能提高白细胞数;地黄、花生衣还能提升血小板等。扶正中药在提高免疫功能的同时,还能减轻某些药物的副作用,如对肿瘤化疗患者合并应用养阴补气中药可减轻化疗引起的副反应;一些常用的清热解毒药不仅能抗感染,还能提高机体免疫功能,如白花蛇舌草,在治疗阑尾炎、肺炎、盆腔炎、腮腺炎等感染性疾病方面均有较好疗效,实验研究还发现白花蛇舌草有明显的抑菌作用,能激活网状内皮系统,增强白细胞及网状细胞的吞噬功能,增强机体防御能力。

中医内科学在中草药研究领域也取得令人瞩目的成绩,如莨菪这一味中药,早在 2 000 多年前就被发现了。据《神农本草经》及《本草纲目》记载,该药主治齿痛、肉痹拘急,久服轻身,使人健行、强志益力,能疗癫狂风病、颠倒拘挛,炒焦研末用量适度,可治下部脱肛,止冷痢。莨菪根主治邪疟、疥癣、杀虫、狂犬咬人等症,可是长期以来没有引起国内外医学界的注意。近年经过医学家大胆探索,大量临床实践表明,莨菪是攻克重症肝炎、冠心病、子痫和脑血管闭塞等难治疾病的良药,从而使我国微循环领域的研究跨入了国际先进行列。另外,在剂型研究方面也做了大量的创新工作,多年来不少单位携手合作,以科学态度主持试制各种制剂用于临床,均具有较好的疗效,这使得中药既保留了传统的特点,又具有现代科技水平,为临床使用提供了更多的选择。可见中医内科学术理论和临床经验正向广度和深度发展。所以只要我们思想正确,敢于实践,勇于探索,将会使这门临床学科继续处于主导地位。

四、中医内科学术发展面临的困境与对策

如何把现代科学有机地融入中医临床与研究是当前中医内科学术发展所面临的重要问题,当代很多年轻中医师在处治疾病时往往过度依赖实验报告去用药,而没有很好地在辨证论治上下功夫,这样当然会出现中医药疗效不高,甚至把一些本来用中药可以治好的疾病也丢掉,使中医接触的病种越来越少。因此发挥自身优势,保持特色,才能与时俱进,决不能在武装了自己的同时,反而捆绑了自己。随着时代的发展,疾病谱的变化,中医内科的阵地越来越小,医用仪器设备日渐先进,显著提高了疾病的诊断率,急性病症的治疗多数选择西医,中医在此领域几乎没有了

空间。倘若我们再不为之努力,有可能一丢再丢,一些慢性病的治疗也渐渐减少,直至丢失殆尽。因此,我们要摆好自己的位置,寻找突破口,对一些急性病仍然是可以用中药汤剂或丸剂而得到快捷效果的。中医只要有胆有识,敢于实践,也可以在急性病领域中走出自己的路子。

相对于现代医学日新月异的快速发展,中医发展有些滞后,其中很重要的原因应归咎于疗效问题。要取得好的疗效,首先是要有优秀的中医临床人才,有了人才,才能使中医药的传承与发展沿着正确方向前进。但是现在医学院校教育培养出越来越多"专"而"尖"的"专科、专病、专家",大型医院分科越来越细,大内科中医师越来越少,很多医师只能从自己的专科去考虑疾病,缺乏整体思维,使中医的"整体观念""辨证论治""三因治宜"等基本原则不能在临床中贯彻执行。目前全国用纯中医思维诊疗疾病的中医,已经不多。中医讲究整体观理念,强调天人合一、五脏一体,是真正具有中华民族特色的原创医学体系,但现在真正的中医特色治疗越来越少,有临床经验的少了,用纯中医方法诊疗的少了,甚至连科研成果也多来自实验室。目前,科研、评奖、新药开发、医院制剂评审等几乎都不分中西医,很少考虑到传统医药和现代医学的区别。

中医能够经久而不衰,关键在于疗效。振兴中医是多方位的,是一项庞大的系统工程。教学质量的提高,科研成果的涌现,其落脚点应在临床。毛嘉陵所著《第三只眼看中医》中用"发展才是硬道理"来比喻中医"有疗效就是硬道理"。只有脚踏实地,重视临床,认真总结经验,积极进行理性思考,注重提炼规律性的东西,才能推动中医学术的进步。例如,膏丹丸散是中医治疗的重要特色,但现行医院制剂室建设和院内制剂生产标准中西医不分、过于严格,导致许多偏方、验方失传;虽然鼓励中医服务进社区,但至今仍缺乏引导性政策;科研主体缺乏临床实践,仍以现代科学对中医的解释为重。中医药管理不完全遵循中医药自身规律而实行分类管理,这是国内中医院多年来所犯的通病。

中医的生命力在于疗效,只有不断提高疗效,才能站稳脚跟。现在我们年轻一代从中医思路、方法上丢得的确太多了,传承是当今振兴中医的关键所在,希望全社会重视中医,越来越多的人加入中医事业。有了优秀的人才,中医学术特色和传统经验才会一代代传承下去,相信中医药发展的明天会更好。

第二章　徐经世中医杂病"从中调治"学术思想理论构建

徐经世教授(1933—)，国医大师，著名中医内科专家。出身中医世家，自幼博览众书，熟悉经典，治学严谨，医术精湛，从事中医临床六十余载，擅长治疗中医内科疑难杂症，尤其是脾胃肝胆、心系、肿瘤、妇科疾病。先生幼承家学，阅览大量中医典籍，广泛涉猎历代有代表性的医学读物以及不同医学流派的专著，尤其推崇李东垣、叶天士等人的学术思想，反复阅读他们的专著，用心领悟，深刻体会。徐老在勤求古训、临床思辨的同时，不受先辈理论和观点的约束，对疑难杂症进行认真探讨和研究，对古人观点多有阐发和突破，形成了具有鲜明特色的徐氏医学思想。在内科疑难杂症的证治方面，提出"以中立论，双向调节"的法则；在内科脾胃病的治疗方面，提出"温而不燥，补而不滞，健脾理气，益胃甘平"和按脾胃的生理特性予以双向用药的方法，大大提高了临床疗效；对痹证的病因提出"非风所致"的新观点等；在临证中总结了"胆胃病""咳嗽""眩晕"等的证治，研制的"消化复宁汤""复方凤尾草冲剂""止咳宁"等方对胆胃病、尿路感染、顽固性咳嗽等病证的治疗提供了有效的组方，解决了很多此类患者的痛苦。同时在治疗方面，守古而不泥古，继承而重发展，能大胆运用中医药抢救内科疑难危急患者，在所居周边，享有盛誉。在繁忙的临床工作之余，徐老还利用空闲时间，认真总结自己和先人的宝贵经验，先后撰写了《已故徐恕甫老中医临床经验总结》《中医肝病内涵与外延探析》《内科杂病证治新悟》《徐经世调理中州胆胃学术经验浅述》等40余篇论文，出版了《徐恕甫医案集》《徐经世内科临证精华》《徐经世临证经验集粹》等三部专著，构建了独具特色的徐氏中医内科学术思想体系。

一、内科杂病病因关键在"郁"

1. 郁的概念

中医"郁"有积、滞、结等含义。郁既是病因病理学的概念,又是一类临床综合病证,郁的概念有广义和狭义之分,凡外感六淫、内伤七情等引起的脏腑功能失调,气血运行不畅者皆属于郁,此系广义的郁;若以情志内伤为主要因素,病机发展以气郁为先,进而变生他郁,此为狭义的郁,即情志致郁。徐老认为杂病病因在郁,实为广义之郁。

2. 郁的历史源流

中医对"郁"的认识最早见于《黄帝内经》,书中虽无郁证病名,但以五行生克之理提出"五气之郁"。如《素问·六元正纪大论》说:"郁之甚者,治之奈何? 岐伯曰:木郁达之,火郁发之,土郁夺之,金郁泄之,水郁折之。"此外还有很多关于情志致郁的论述,如《素问·举痛论》说:"思则心有所存,神有所归,正气留而不行,故气结矣。"《灵枢·本神》说:"愁忧者、气闭塞而不行。"《素问·本病论》说:"人或恚怒,气逆上而不下,即伤肝也。"

汉代以后,诸多医籍对类似郁证的病机、病证进行论述,如《金匮要略》中对百合病、妇人脏躁、妇人咽中如有炙脔、奔豚气等病证的临床表现进行详尽描述,并提出相应的治法方药。《金匮要略·妇人杂病脉证并治》篇中明确提出"脏躁"和"梅核气"两种证候皆由"郁"而致病,且多见于女性,列出的甘麦大枣汤、半夏厚朴汤之类方药一直沿用至今。

隋代巢元方《诸病源候论》专列《气病诸候·结气候》,篇中有云"结气病者,忧思所生也,心有所存,神有所止,气留而不行,故结于内",明确指出情志忧思会导致气机郁结而致病,这一论点对后世具有指导意义。

金元时期《丹溪心法》已列有郁证专篇,《丹溪心法·六郁》说:"气血冲和,万病不生,一有怫郁,诸病生焉。故人身诸病,多生于郁。"人体的各种生理活动,以气为动力,能推动脏腑气化,输布津液,宣畅血脉,消化水谷。若情志过极,忧思郁怒,首害气机。肝气郁结,疏泄失常,气机郁滞,气郁由是而成,强调了气血郁滞是导致内伤杂病的基本病理变化,并提出"气、血、火、食、湿、痰"六郁之说,创立六郁汤、越鞠丸等方剂,丰富了中医对郁证的认识,扩大了治疗范围。

明清时期,对"内伤致郁"的证治认知不断完善。新安医家徐春甫所著《古今医统大全·郁证门》中说:"郁为七情不舒,遂成郁结,既郁之久,变病多端。"明代戴思恭在《金匮钩玄》中对郁证的病机做详细阐释,提出郁的病机重点在于"气机郁滞,升降失常",这对临床具有指导意义。明代张景岳在《景岳全书·郁证篇》中说到"凡五气之郁则诸病皆有,此因病而郁也。至若情志之郁,则总由乎心,此因郁而病也",将五气之郁称为"因病而郁",而将情志所致之郁,称为"因郁而病",并对治疗郁证的方药又作了比较详细的归纳和补充,列方34则。明代李用粹《证治汇补》提出治郁之法更为具体,除"顺气""升提"外,对其他病理因素分别采取降火、化痰、消积等相应治疗措施。清代费伯雄在《医醇賸义》中说:"凡郁病必先气病,气得疏通,郁于何有?"突出治郁之要在于理气。后叶天士《临证指南医案·郁》所载的医案,均属情志之郁,对六郁之间的关系也提出"郁则气滞,气滞久必化热,热郁则津液耗而不流,升降之机失度,初伤气分,久延血分"的论点,并认为"郁证全在病者移情易性",要注意到精神治疗,而用药又较清新灵活,颇多启发,扩大对心理学方面的研究。其后王清任所著《医林改错》对郁证中血行郁滞的病机,提出"平素和平,有病急躁,是血瘀",当用活血化瘀法,其之血府逐瘀汤是郁久血瘀证的有效之剂。但由于受历史的影响,历代医家对由郁所致的疾病总泛泛所指，没有提出更多新的内涵。

3.杂病的致因与郁的关系

历代医家普遍将外感温病、伤寒之外的病症统称为杂病，以内科病为主，所包含的病种十分广泛。如脏腑功能失调者，外感内伤互见者，上下左右俱病者，心身皆失其常者，久治不愈的疑难杂症等。杂病由于它的症状繁多，涉及不同脏腑系统，症情深浅不一，又寒热虚实交错，病因不明，很多疾病诊断不明或难以确诊。

关于杂病的致病因素，《金匮要略》中"夫人禀五常，因风气而生长，风气虽能生万物，亦能害万物，如水能浮舟，亦能覆舟。若五脏元真通畅，人即安和。客气邪风，中人多死。千般疢难，不越三条：一者，经络受邪，入脏腑，为内所因也；二者，四肢九窍，血脉相传，壅塞不通，为外皮肤所中也；三者，房室、金刃、虫兽所伤"，强调的是"客气邪风"伤人而致病，奠定了内科杂病"致因三分"的基础。至宋代陈无择将其归纳总结并发展为"六淫天之常气，冒之则先自经络流入，内合于脏腑，为外所因；七情人之常性，动之则先自脏腑郁先。外形于肢体，为内所因；其如饮食饥饱，叫呼伤气，尽神度量，疲极筋力，阴阳违逆，乃至虎狼毒虫，金疮踒圻，疰忤附着，畏压溺等有悖常理，为不内外因"的"三因致病说"，增进了对"七情"致病的认识。

徐经世先生根据自身临床实践经验认为，内伤杂病所生大多由气机失调所致，首先的表现就是气机郁滞，即"百病生于气"之谓，内科杂病尤是如此。《素问·六微旨大论》中"出入废则神机化灭，升降息则气立孤危"，早已明言气机和调的重要性。从内科杂病机因可见，诸多杂病虽在症状体征上千差万别，在具体治疗上需要从症辨治，方可切中病机。但在论治之中，皆需考虑"郁"的因素。

"郁"多缘于志虑不伸，气先为病，而气与郁又是有相互为因的内在关系,气为体内富有营养精微物质之功力,它是脏器组织的机能,以其来维持平衡人体功能正常活动,若失所常则产生病理变化,即为由气致郁,气郁疾病,临床所见如气喘、咳嗽、气淋、气厥、气胀、气痛、气疝、脘痛、胁痛、眩晕、心悸、不寐、积聚、不孕等证都包含"郁"在其中,由此可见,郁之为病涉及面广,这正是"郁"的广义所在。不只限于脏躁和梅核之类疾病,即使以"六郁"来说,其病种也非一二。然以"气"言之,按《素问·举痛论》所指"……怒则气上,喜则气缓,悲则气消,恐则气下,寒则气收,炅则气泄,惊则气乱,劳则气耗,思则气结",说明气之为病既有六淫又有七情而引起"气"之病变,如以证候,怒为肝阳亢逆,喜为心神不定,悲为肺虚少气,恐为肾虚精却,惊为肝风抽搐,思为脾伤不运,劳为虚损等之称。纵观气与郁,则气为因而郁为果,二者同曲,也能互为因果,可见内科杂病由郁所致是有依据可循的。

随着现代社会的高速发展,特别是当今工作、生活节奏的不断加快,以及社会环境正向外向型发展,人们的欲求也随之增加,如欲而不达,则久而成郁,人之内伤杂病由郁所致为之多见。就临床所见疾病谱的变化,更知内科杂病不管是外感还是内伤,由寒转热,由湿温化热,由实变虚,虚实交错的转化,其之演变和归宿虽有不同,均寓"郁"于其中。

二、杂病因郁,当从中调治

1."从中调治"内涵阐释

(1)"中"从部位上讲是指"中州"

徐老提出的"中"内涵丰富,从部位上讲是指"中州",此有别于一般中焦脾胃的概念,而是指位居中焦的肝、胆、脾、胃四个脏腑。脾胃同处中焦,为"后天之本""气血生化之源",两者以膜相连,经络互相联络,脏腑表里配合。脾胃两者纳运相得、升降相因、燥湿相济,胃主受纳水谷,是津液、宗气、糟粕所出之处,其精微之气全靠脾的运化,两者密切合作,才能完成消化饮食、输布精微,发挥供养全身之用。"纳食主胃,运化主脾,脾宜升则健,胃宜降则和。"(《临证指南医案》)故脾胃健旺,升降相因,才能维持胃主受纳、脾主运化的正常生理状态。脾为阴脏,以阳气用事,脾阳健则能运化,故性喜温燥而恶阴湿。胃为阳腑,赖阴液滋润,胃阴足则能受纳腐熟,故性柔润而恶燥。故曰:"太阴湿土,得阳始运,阳明燥土,得阴自安。以脾喜刚燥,胃喜柔润故也。"(《临证指南医案·卷二》)燥湿相济,脾胃功能正常,饮食水谷才能消化吸收。胃津充足,才能受纳腐熟水谷,为脾之运化吸收水谷精微提供条件。胃润与脾燥的特性相互为用,相互协调。

脾胃属于中焦早已是学界共识,毋庸多言,然肝胆属于中焦还是下焦历来有所争议,"肝属下焦"之说自明清温病学说兴起,三焦辨证理论体系创立以来逐渐盛行,其本义是指肝的病变在外感热病发展过程中,常与肾的病变出现于热病的晚期,是三焦辨证理论体系的一部分,并不指肝的解剖部位在下焦。徐老认为:临床中不管是从解剖部位、临床诊断,还是从生理功能、病理变化上讲,肝胆都当属中焦:①从解剖部位看:《内经》《难经》中对三焦的位置早有描述,如《灵枢·营卫生会》说"中焦亦并胃中,出上焦之后";"下焦者,别回肠,注于膀胱而渗入焉"。《难经·三十一难》说"中焦者,在胃中脘,不上不下"。根据描述可知,中焦当是指膈以下、脐以上的上腹部,应当包括脾胃和肝胆等脏腑。《素问·金匮真言论》亦云:"腹为阴,阴中之阳,肝也。"王冰注:"肝为阳脏,位处中焦,以阳居阴,故为阴中之阳也。"肝胆位居右胁里,隔膜下与脾胃相邻,当属中焦。②从临床诊断看:中医舌诊、脉诊也将肝胆归入中焦。如舌诊分部,以脏腑分,舌尖属心肺,舌中属脾胃,舌根属肾,舌边属肝胆,如《笔花医镜》所说:"舌尖主心,舌中主脾胃,舌边主肝胆,舌根主肾";以三焦分,则舌尖部属上焦,舌中部属中焦,舌根部属下焦。脉诊上,《素问·脉要精微论》中的尺部诊法,将尺部分为尺、中、上三部,分别主察下焦、中焦及上焦相应脏腑的病变,并指出"中附上,左外以候肝,内以候膈;右外以候胃,内以候脾";王叔和在《脉经·分别三关境界脉候所主第三》中说:"关主射中焦","肝部在左手关上是也";《医宗金鉴·四诊心法要诀》中亦云:"左关候肝、胆、膈;右关候脾胃",皆指明肝属中焦。③从生理功能看:中焦具有消化、吸收并输布水谷精微和化生气血的功能,如《灵枢·营卫生会》所云"中焦如沤"。所谓"如沤",是形容中焦脾胃腐熟、运化水谷,进而化生气血的作用。然而中焦的生理功能是肝胆与脾胃的协同作用,只重视脾胃,而忽视肝胆在中焦的生理作用是片面的。胃主腐熟,脾主运化,肝胆主疏泄,并分泌、排泄胆汁以助消化,肝胆与脾胃同居中焦,在生理上相互支持,相互制约,共同完成"中焦如沤"的生理功能。④从病理变化看:肝胆脾胃关系四者关系密切,《难经》及《金匮要略·脏腑经络先后病脉证》中均有"见肝之病,知肝传脾,当先实脾"之言,肝脏病变多与脾胃有关,且多反映于中焦部位。肝失疏泄,不仅导致局部气滞不畅,而且会影响中焦脾胃的功能,而致脾胃升降失常,出现"浊气在上,则生䐜胀;清气在下,则生飧泄"等肝气乘脾或肝气横逆犯胃之证。反之,脾胃有病,亦常常累及肝胆。如脾胃湿热,蕴蒸肝胆,则见胁胀口苦,或目睛黄染。另外,肝藏血功能失常,亦会影响脾主统血功能,而导致月经过多,甚或崩漏等症。因此肝脏病变,常常累及脾胃,导致气机失常,影响饮食物的消化吸收,或血液运行,出现中焦功能失常之症。

(2)"中"从功能上讲是指"枢纽"

肝胆脾胃同属中焦,中焦"主沤",亦主"枢"。脾胃为调节水谷精微之枢纽,肝胆之气则主人体三焦气机,而脾胃的升降运动需赖肝胆之气的枢调,二者同处中焦,又木土相克,相辅相成,关系紧密,不可分割。肝疏脾运是中焦完成各项生理功能的基础,因脾胃之气的运动,全赖肝胆之气的疏泄,肝胆对人体气机上下升降、内外出入都起着重要的调节作用,正如周学海《读医随笔》

云："凡脏腑十二经之气化,皆必籍肝胆之气以鼓舞之,始能调畅而不病。是以肺之宣降、心之主血、脾之运化、肾之气化,无不赖肝气之枢转,气机之通畅。"

脾主运化,胃主受纳,肝主疏泄,脾胃的纳运功能有赖于肝气疏泄作用的协调,只有肝气和顺,气机常运,脾胃升降方得调和不病,共成"中焦如沤"之功。若肝气不和,气机失常,则可直接影响脾胃之运化,正如唐容川云:"木之性主于疏泄,食气入于胃,全赖肝木之气以疏泄之,而水谷乃化。设肝之清阳不升,则不能疏泄水谷,渗泄中满之证在所不免。"肝对脾运化功能的正常与否起着极为重要的作用,同时与脾的升清有密切关系。肝为刚脏,体阴而用阳,肝得脾所输布的水谷精微滋养,才能使疏泄功能正常运行,而不致疏泄太过。正如叶天士所云"木能疏土而脾滞以行"。若脾运健旺,生血有源,统摄有权,则肝有所藏。若肝失疏泄就会影响脾的运化功能,则会出现"肝脾不和"的病理表现,症见胸胁胀满、精神抑郁、腹胀腹痛、泄泻、便溏等;若脾虚气血生化无源或脾不统血,失血过多,则可导致肝血不足。因此肝脾在生理上相互依存,病理上相互影响,两者相互联系、密不可分。

胃为水谷之海,容纳、腐熟、消磨水谷,与脾共同起消化饮食、摄取水谷精微以营养全身的重要作用。胆主贮藏和排泄胆汁,以助胃腑腐熟水谷,胆与胃均宜和降,共涤腑中浊逆。若遇胆腑疏泄失利或胆汁排泄受阻等原因,均可致胆疾。过量胆汁反流入胃,侵罹日久还可导致胃病产生或使原有胃病加重,故临证常见胆病兼有胃疾之症。胆腑藏泄胆汁的功能与脾胃升降关系密切,胆气的升发疏泄,有利于脾胃升清降浊,而脾胃升降纳运有常,胆气才能升清,胆腑才能藏泄有度,排泄胆汁,所谓:"土气冲和,则肝随脾升,胆随胃降。"若胆胃升降失于协调,则可出现胆胃同病的病理变化。

2."从中调治"可安五脏

徐经世先生认为:中州气机失调则杂病丛生,临证时应着眼于肝胆脾胃,特别注意调畅肝脾气机。调气机,行气血,和阴阳,使中州气机升降平衡,使人体在新的基础上达到肝疏脾运的平衡状态。

脾胃之病"从中调治"是为正治之法,因脾胃处中焦,主运化水谷精微,必籍肝气的疏泄。只有肝气条达,脾胃升降适度,方得调和不病,共成"中焦如沤"之功。若肝气不和,气机失常,则可直接影响脾胃之运化。脾胃与肝的关系早在《金匮要略》中就奠定了基调:"夫治未病者,见肝之病,知肝传脾,当先实脾",肝病在病理上容易传脾,故治脾可防肝传,另肝主疏泄,脾胃升降,两者在气机上相互影响,正常时疏发与升降相因,异常时肝木太过易横逆犯脾胃或疏泄不及土壅木郁,故临床上针对肝胆脾胃同治的法则多为和胃疏肝、和胃利胆、养胃疏肝、健脾平肝等法,代表方剂有逍遥丸、四逆散、柴胡疏肝散、痛泻要方等。

然他脏疾病亦可"从中调治"。如肺居上焦而主气,而气血皆源于脾胃,故前人有"脾为生气之源""肺为主气之枢"之论。津液生于脾胃水谷之精微,水液亦必由脾输运上行于肺,肺主通调三焦水道,宣肃输布水液,两者共同完成津液代谢。脾胃与肺的关系,生理上体现为气的生成和水液代谢的关系,病理上除气的生成和水液代谢异常外,还有病理产物痰饮的互相影响。而肺所主之气必籍肝之枢调而得以正常宣降,若肝气郁滞,气枢不和,则肺气不利,而见咳嗽、喘息、胸闷等症。如《医学入门》所云"惊犹气郁、惕惕闷闷。引息鼻张气喘,呼吸急促而无痰声者"即是。《素问·经脉别论》曰:"有所坠恐,喘出于肝。"《素问·咳论》曰:"肝咳之状,咳而胸胁下痛。"均揭示了肝之气枢不和,犯肺而致咳喘之机制。

心位上焦,主血而藏神。脾胃为气血生化之源且脾统血,与心同为气血生化的重要脏器,心藏神,心神赖阴血以滋养,故心脾的关系主要体现为气血的生成运行和心神有关,《血证论·脏腑病机论》云:"血之运行上下,全赖于脾。"病理上如素有心系疾患,加之脾胃受损,运化失健,从而产生水湿、痰浊、血瘀等病理产物,使血运失畅,心脉痹阻,胸阳不展,可出现各种心脏功能失常的病理表现,如胸闷、胸痛、心悸气急、口唇青紫等症。然血的正常运行有赖于气的推动,气的正常宣达有赖于气机的调畅。若肝气郁滞,气机失和,则宗气不畅,心血瘀滞,常致胸痹、心痛等;如暴怒伤肝,气机悖逆,上乘于心,则见惊悸、怔忡,甚至厥逆等证。

肾为先天之本,阴阳水火之宅,脾胃为后天之本,两者相互滋生,后天以先天为主宰,先天赖后天以滋养,在病理上互为因果,肾病治脾,常用培土滋水,健脾温肾等法。水虽赖于肾阳的蒸化,但与肝气之疏达亦不无关系。若肝气不畅,气机失调,势必影响肾与膀胱的气化,致水液停蓄而为癃、为闭、或为水液泛滥之病等。《灵枢·经脉》曰:"肝足厥阴之脉……是主肝所生病者……遗溺闭癃。"《素问·大奇论》曰:"肝壅……不得小便。"《难经·十六难》曰:"假令得肝脉……闭淋,溲便难。"均为肝失疏泄,致肾与膀胱气化失常之证机。

3."从中调治"可定情志

因情志活动与脾之运化、肝之疏泄密切相关,情志以血(精)为本(物质基础),以气为用(功能基础),情志活动均借气的推动。情志异常对机体的影响,也主要表现为干扰正常的气血运行。情志活动与脾之运化、肝之疏泄密切相关。脾为后天之本,饮食物经脾运化而生成气血精微对他脏有支持和营养作用,是人体情志活动的物质基础。肝喜条达而主疏泄,肝的疏泄功能正常则气机调畅,气血和调,长期情志不遂,肝失疏泄,可引起五脏气血失调。肝气郁结,横逆乘土,则出现肝脾失和之证。忧思伤脾,思则气结,即可导致气郁生痰,又可因生化无源,气血不足,而形成心脾两虚或心神失养之证。

4."从中调治"可治气血津液

气血的生成与运行都与肝脾功能密切相关。脾胃化生气血及运化水谷精微,充养五脏、四肢、百骸。《素问·灵兰秘典论》曰:"脾胃者,仓廪之官,五味出焉。"《素问·六节脏象论》曰:"脾胃……者,仓廪之本,营之居也,名曰器,能化糟粕,转味而入出者也。"《素问·五脏别论》曰:"胃者水谷之海,六府之大源也。"《难经·三十难》曰:"人受气于谷,谷入于胃,乃传于五脏六腑,五脏六腑皆受于气。"《素问·经脉别论》曰:"食气入胃,散精于肝,淫气于筋。食气入胃,浊气归心,淫精于脉,脉气流经,经气归于肺,肺朝百脉,输精于皮毛。"这些均指出脾胃的主要功能一是腐熟水谷,二是运化水谷;将水谷精微分别输入五脏六腑、四肢百骸,充养周身。《素问·经脉别论》曰:"饮入于胃,游溢精气,上输于脾,脾气散精,上归于肺,通调水道,下输膀胱。水精四布,五经并行。"《灵枢·营卫生会篇》曰:"人受其于谷,谷入于胃,以传于肺,五脏六腑皆以受其,其清者为营,浊者为卫。"《灵枢·决气篇》曰:"中焦受气取汁,变化而赤是为血。"《灵枢·营卫生会篇》曰:"中焦亦并胃中,……此所受气者,泌糟粕,蒸津液,化其精微,上注于肺脉,乃化而为血,以奉生身,莫贵于此。"明言气血津液等精微物质皆来源于脾胃。总之,《内经》《难经》明确指出了脾胃有化生气血及运化水谷精微充养五脏、六腑、四肢、百骸之功能。后人据此总结为:脾为后天之本。

然血液的调节、水津的升降与肝气密切相关。气为血之帅,气能行血、摄血、生血,肝为气之枢纽,故能枢调全身血液。《血证论》曰:"肝主藏血,血生于心。下行胞中是为血海。凡周身之血,总视血海为治乱,血海不扰,则周身之血,无不随之而安。肝经主其部分,故肝主藏血焉。至其所以能藏之故,则以肝属木,木气冲和条达,不致遏郁,则血脉得畅。设木郁为火,则血不和,火发为怒,则血横决,吐血、错经、血痛诸证作焉。"气可化水,又可行水摄津,而水液运行有赖气之推动,随气机升降出入,凡水津所至,气无不至。肝为气之枢纽可枢调三焦水道,故对人体水液运行起重要的调节作用。《血证论》云:"气与水本属一家,治气亦治水。"

三、中医杂病"从中调治"具体治则

因杂病临床表现不同,临证又有标本寒热之分,"从中调治"之法在临床应用中具体分为三种方法,即从脾调肝,从肝调脾和肝脾同治。

1. 从脾调肝

脾胃为后天之本,是人体十分重要的脏腑,共营受纳与运化的功能,历代医家诊治杂病无不重视脾胃。徐老临证根据脾胃的生理特性和病理变化,综合前贤"理脾阳""养胃阴"的观点,提出"护脾而不碍脾,补脾而不滞脾,泄脾而不耗脾"的三原则和"补不峻补,温燥适度;益脾重理气,养胃用甘平"的四要素,调整中州气机,使脾胃升降平衡,五脏随之而安。

脾为阴土,喜干燥而恶湿,主运化水湿,病则易被湿困,虚则生湿,故脾病多湿,治宜甘温益气以健脾,芳香燥化以祛湿,代表方剂如升阳益胃汤、参苓白术散、补中益气汤等。胃为阳土,喜柔润而恶燥,为水谷之海,病则易化燥、化热,治疗上应顺应其特性,甘凉滋润以养胃,诸如益胃汤、沙参麦冬汤等,皆可选用之。但临床运用不可拘泥一格,若胃阴不足者则不可一味柔润滋阴,而当治以辛香温燥之品,轻者白术、苍术、二陈汤,重者非附桂温补所不能收功;若脾阴不足,则应避免燥烈之属,而以甘滋润濡而治之。

徐老临证十分重视滋养脾阴。脾阴一说,《内经》虽无提及,但后世学者认为书中提到的"脾藏营"及营阴的概念蕴含脾阴的雏形;《伤寒杂病论》中提到脾约一证,未详论述,清·程郊倩《伤寒论后条辨》在注释脾约证时云"脾约者,脾阴外渗,无液以滋,脾家先自干槁",可见脾约为脾阴损伤所致;元代朱丹溪在《丹溪心法》中提出脾土之阴的概念:"脾土之阴受伤,转输之官失职"。直至明清时期另有一批著名医家根据"万物负阴中抱阳"之理,进而分析脾胃各有阴阳,而正式提出脾阴学说,并在临床上进行一系列有效的探索。生理上脾阴的功用表现为在脾胃主体功能的基础上,脾阴对应的作用更趋细化。万密斋《养生四要中》认为脾阴是水谷精微转化为营卫的关键:"受水谷之入而变化者,脾胃之阳也;散水谷之气成营卫者,脾之阴也。"曹庭栋《老老恒言》中认为脾阴与人体抗邪能力强弱相关:"胃阳弱而百病生,脾阴足则万邪息。"唐容川则认为脾阴与精微的化生、脏腑的濡养、血脉的滋养等功能有关,《血证论》中提到:"脾阳不足,水谷固不化;脾阴不足,水谷仍不化,譬如釜中煮饭,釜底无火固不熟,釜中无水亦不熟也""脾为阴中至阴,盖五脏俱属阴经,而脾独名太阴,以其能统主五脏,而为阴之守也""经云脾统血,血之运行上下,全赖乎脾,脾阳虚则不能统血,脾阴虚又不能滋生血脉。"

脾阴不足的证候常为脾胃病证与阴虚证同时并见的症候群。明代缪希雍认为如饮食不进、食不能消、腹胀、肢痿等不能只责脾胃气虚,而往往却是"脾阴不足之候",其在《神农本草经疏》中有云:"若脾虚,渐成腹胀,夜剧昼静,病属于阴,当补脾阴。"吴澄亦在《不居集》中指出:"虚损之人多为阴火所烁,津液不足,筋脉皮骨无所养,而精神亦渐羸弱,百症丛生矣。"王旭高《环溪草堂医案》也云:"阴虚未复,夜寐未安,热退不清,仍宜养阴。自云腹中微微撑痛,此属中虚。治当补益脾阴,兼清心肺之热。"温病医家也在温病过程中观察出脾阴虚的症状,如薛生白《温热经纬》讲"脾阴虚则便溏",吴鞠通《温病条辨》言:"哕,脾阴病也……泻而腹满甚,脾阴病重也。"而脾阴虚的脉象亦有医家提及,如明代周之干《慎斋遗书》中"肝脉弦长,脾脉短,是为脾阴不足";陈修园谓

"其脉甚数者,宜滋养脾阴";《医学衷中参西录》进一步说"盖以脾脉原主和缓,脉数者必是脾阴受伤"。

脾阴虚的治疗诸家虽众说纷纭,但在脾阴治疗上有独到见解者首推缪希雍、吴澄、胡慎柔三位医家,分别代表着脾阴治疗之甘凉益阴、芳香甘平及甘淡实脾三法。缪希雍说:"世人徒知香燥温补为治脾虚之法,而不知甘寒滋润益阴之有益于脾也。"指出以"甘凉滋润"酸甘化阴,为治脾阴虚之大法。常用药物为以石斛、木瓜、牛膝、白芍药、酸枣、枸杞、生地黄等甘寒益阴之品,并创立滋脾名方资生丸,药用山药、芡实、莲米、扁豆、薏仁、茯苓等甘淡理脾之品,配以参、术、草益气健脾,佐加陈皮、神曲、山楂、麦芽、砂仁、蔻仁、桔梗、藿香行气消导以运脾,黄连清热以健胃,诸药合用,通补得当。吴澄在脾阴治疗上颇有建树,其批评前人治脾多用四君、四物等滋腻厚味治脾,治阴多治在胃而少及脾之阴,而另辟蹊径,倡导治脾阴当在甘淡平的基础上参与芳香醒脾之品,在《不居集》中提到:"芳香甘平之品,培补中宫而不燥其津液",故其选药多以人参、山药、玉竹、扁豆、莲肉、茯苓、甘草、荷叶、玫瑰花、香豉、广皮、白芍、紫河车、陈米等为主,并自制中和理阴汤、补脾阴正方、资成汤、理脾益营汤等9个治疗脾阴的效方。胡慎柔倡导甘淡法,《慎柔五书》中指出:"四君加黄芪、山药、莲子肉、白芍、五味子、麦冬,煎去头煎不用,只服第二煎、第三煎,此为养脾阴秘法也。"唐容川对胡氏脾阴汤剂煎服法有注文曰:"取燥气尽去,遂成甘淡之味。盖土本无味,无味即为淡,淡即土之正味也,此方取淡以养脾,深得其旨。"胡氏对脾阴虚治疗方剂、药物的选用有重要的指导作用。

而徐老对于脾阴虚证的成因及治疗有其独到的见解,徐老认为脾阴不足证并非脾的本身所产生,而是由肝肾阴虚和阳明及肺经燥热所导致。前者因患者素体阴虚,或生活失于调摄,劳心竭虑,营谋强思,致伤于肝,郁而不达,日久而致肝肾阴虚,阴虚产生内热,伤及于脾,耗伤津液,引起脾阴亏虚;后者为阳明及肺经燥热所致,因土为脾胃,有分阴阳,脾为阴,胃为阳,或肝气不舒,郁而化火,或嗜食肥甘厚腻,辛辣香燥,热积于脾,日久伤及脾胃,形成阳明燥热,消灼阴津,累及于脾,而形成脾阴不足证。又肺主燥,肺经燥热,日久子伤及母,二燥相炽则成脾阴虚证。治疗上首选二至丸、一贯煎以养益肝肾,滋阴条达;若见食欲不振,口干咽燥,舌红少苔等阳明燥热证者,加养阴益胃、清热润燥之品,如沙参、麦冬、生地、玉竹、石斛等。取方用药要注意滋而不腻,防止偏盛。正如徐老针对不同病机提出"滋而不腻,温而不燥,补而不滞"的用药法度,此之法则用于临床,确疗效彰显。

徐老治疗脾胃的另一特点是重视调节气机,平衡升降。因脾主升,把水谷精微之气,上输心肺,流布全身。胃主降,使糟粕秽浊从下而出。一升一降,使人体气机生生不息。徐老主张升清降浊以调理脾胃,而升清降浊两者中,主要方面又在于升清。《脾胃论》中提到脾胃病四因中有三个原因与脾不升清相关:"阳精所降,谓脾胃不和,谷气下流,收藏令行,故其人夭,病从脾胃生者二也","胆者,少阳春生之气,春气升则万化安。故胆气春升,则余脏从之。胆气不升,则飧泄肠澼不一而起矣。病从脾胃生者三也","上焦升发,宣五谷味,熏肤、充身、泽毛,若雾露之溉,气或乖错,人何以生。病从脾胃生者四也",也就是说当脾胃不和,升清不及,水谷精微下流;胆气不升,协助脾胃升发之力不足;上焦宣发失常,气机逆乱这三种情况均可导致脾胃病的发生,而脾不升清是疾病发生的主要原因,但只升不降亦是致病之源:"若夫顺四时之气,起居有时,以避寒暑,饮食有节,及不暴喜怒以颐神志,常欲四时均平而无偏胜则安。不然损伤脾,真气下溜,或下泄而久不能升,是有秋冬而无春夏,乃生长之用,陷于殒杀之气,而百病皆起,或久升而不降亦病焉。"(《脾胃论·天地阴阳生杀之理在升降浮沉之间论》)基于脾胃在人体气机升降运动方面的重要作用,升则上输心肺,降则下归肝肾,因此只有脾胃健运,才能维持人体"清阳出上窍,浊阴出下窍,清阳发腠理,浊阴走五脏,清阳实四肢,浊阴归六府"(《素问·阴阳应象大论》)的正常生命运动。脾胃升降正常与否与脾胃功能强弱有关,升降衍序,皆由脾胃之弱,而脾胃俱旺而复于中焦之本位,则阴阳气平,如果脾胃气虚,导致脾不升、胃不降,阴阳反作,升降失常,则内而五脏六腑,外而四肢九窍,都会发生种种病变。因此对于很多病证徐老多从调整气机升降入手,形成独特的治疗风格。

2. 从肝调脾

徐老认为中医杂病临证表现多样,病种复杂,然其致病核心都在"郁",在治疗上都可从条达木郁着手。有鉴于此,徐老临证时以"肝"作为治郁的落脚点,提出"三十二字"调肝法作为治疗内科杂病的广义治则,即疏肝理气,条达木郁;理脾和胃,和煦肝木;补益肾水,清平相火;活血化瘀,燮理阴阳。

(1)疏肝理气,条达木郁

本条治则是基于"肝主疏泄"的生理功能及病理变化所提出的以助肝用之法。肝为风木之脏,喜条达而恶抑郁。肝主疏泄是指肝气具有疏通、畅达全身气机,促进精血津液的运行输布、脾胃之气的升降、胆汁的分泌排泄以及情志的舒畅等作用,这是肝脏最基本、最重要的生理功能,肝失疏泄是其一切病理变化的基础。若抑郁伤肝,肝气不舒,疏泄失职,气机不畅,形成肝气郁结证,临床常见闷闷不乐,悲忧欲哭,胸胁、两乳或少腹等部位胀痛不适;若肝气疏泄太过,或气郁日久化火,导致肝气亢逆,生发太过,形成肝气上逆之证,临床可见急躁易怒,失眠头痛,面红目赤,胸胁乳房走窜胀痛,或血随气逆而见吐血、咯血,甚则猝然昏厥;若肝失疏泄,气机郁结,还可导致津液的输布代谢异常,形成水湿痰饮等病理产物,出现水肿、痰核等病证。"木郁达之"是治疗肝失疏泄的基本方法,因肝处中焦,其气疏畅发泄,能上通下达,旁调中州,畅通内外,无处不致,故为三焦气机升降出入之枢纽,正如周学海云:"凡脏腑十二经之气化,皆必籍肝胆之气以鼓舞之,始得调畅而不病。"故又曰"医者善于调肝,乃善治百病。"然调肝之法首推"木郁达之",《医贯》赵氏云:"予以一方治其木郁,而诸郁皆因而愈,一方者何?逍遥散是也。"徐老临证也多采用逍遥丸、四逆散、温胆汤之类随症加减治之,常选柴胡、白芍、合欢皮疏肝理气,条达木郁,竹茹、半夏、枳壳降逆顺气,再添丹参饮、延胡索、橘络以活络、蠲痹、止痛;全方辛香开郁,辛润通络,于气滞伊始,肝阴未损者,尤为适宜。

(2)理脾和胃,和煦肝木

本条治则是基于肝木与脾土的乘克关系所提出的柔养肝体之法。肝主疏泄,调畅气机,协调脾胃升降,并疏利胆汁,输于肠道,促进脾胃对饮食物的消化吸收及传输;若脾气健旺,运化正常,水谷精微生化充足,气血生化有源,肝体得以濡养而使肝气冲和条达,有利于疏泄功能的发挥。若肝失疏泄,气机郁滞,易致脾失健运,形成精神抑郁,胸闷叹息,纳呆腹胀,肠鸣泄泻等肝脾不调之候;若脾胃素虚,不耐肝气克伐,则会出现头晕乏力,纳呆嗳气,胸胁胀满,腹痛泄泻等土虚木乘之候。因肝体阴而用阳,若过用滋腻之品则有碍肝气条达,治疗上当遵《内经》所谓"厥阴不治,求治阳明",徐老治以理脾和胃、和煦肝木之法,方选归芍六君、芍药甘草等柔肝之剂,选用太子参、白术、茯苓健脾益气,陈皮、半夏、川朴、枳壳运脾燥湿,柴胡、炒白芍、绿梅花疏肝达木,谷芽、焦山楂开胃消食,通过健脾益气、燥湿运脾之法,实则益气血生化以柔养肝体。诚如《金匮》所云"见肝之病,知肝传脾,当先实脾",其意尽在于此。

(3)补益肾水,清平相火

本条治则是基于肝木与肾水的母子相生关系所提出的滋养肝体之法。肝属木而藏血,肾属水而藏精,水木相生而精血互化,两者有"肝肾同源"或"乙癸同源"之称,正如《医宗必读·乙癸同源论》曰:"盖火分君相,君火者,居乎上而主静;相火者,处乎下而主动。君火惟一,心主是也;相火有二,乃肾与肝。"揭示了肝肾同源,即精血同源,彼此互化,肝血赖肾精的滋养而不虚,肾精赖肝血充养而不亏。若肝血不足或肾精亏损,两者常可相互影响,出现头晕目眩、耳聋耳鸣、腰膝酸软等肝肾精血两亏之证。不仅肝血与肾精之间存在同源互化的关系,而且肝肾阴阳之间也是相互滋养和相互制约的。肾之阴阳为五脏阴阳之根本,肾阴滋养肝阴,共同制约肝阳,以防肝阳过亢。若肾阴不足可累及肝阴,肝肾阴虚,阴不制阳,水不涵木,则可见眩晕、中风等肝阳上亢之证。治宜补益肾水,清平相火,徐老常选一贯煎以调之。一贯煎系清代魏之琇为肝肾阴伤,津液枯涸,血燥气滞所变生诸证所创,方中重用生地为君,滋阴养血以补肝肾;沙参、麦冬滋养肺胃,养阴生津;当归、枸杞养血滋阴柔肝,共为臣药;佐以少量川楝子以疏肝泄热、理气止痛。此方以"一贯"为名,围绕肝为核心,针对肝阴不足证,采取滋水涵木、佐金制木、培土益木三法调补肝阴,大队养阴药配少量行气药,既体用并调,又补而不滞。取方用药,贵在灵活,方可应效。

(4)活血化瘀,燮理阴阳

本条治则是基于肝主藏血的生理特点和病久入血的病理变化而设的。肝主疏泄,其用属阳,又主藏血,其体属阴,故有"肝体阴而用阳"之说。肝为气枢,是肝主藏血之基础,正如《血证论》所云:"肝属木,木气冲和条达,不致遏郁,则血脉得畅。"肝气条达,疏泄正常,则气机疏达通畅,血之运行也畅通无阻,经络通利,脏腑器官功能正常和调。若肝病日久,气机郁滞,则气血流行不畅,气滞血凝,加之体内津液输布受阻,与凝血裹结胶固,蓄积留着,终致瘀积。治宜活血化瘀,燮理阴阳。用药时不可一味活血化瘀,而要注重条达气机,以资平衡,所以借用焦树德的燮枢汤较为切体。本方以柴胡苦平入肝胆、调节疏发,畅郁阳而化滞阴,解心腹肠胃间结气,推陈致新;黄芩苦寒入肝胆,降泄清热,治自里达外之热,尤其是协柴胡更可以清气分郁结之热,二药相配,柴胡升清阳,黄芩降浊阴,能调转、燮理阴阳升降之枢机,而用为主药。

以半夏辛温散降中焦逆气而和胃健脾,白蒺藜苦辛而温,宣肺之滞,疏肝之郁,下气行血,二药辛温入肝,又寓有《内经》"肝欲散,急食辛以散之"之意;川楝子苦寒入肝,炒则减其寒性,能清肝热行肝气而治胁痛、脘痛、腹痛;红花辛温,活血通经,并能和血调血,主气血不和,四药合而为辅药。以片姜黄辛苦性温,行血中气滞,治心腹结积、痞满胀痛,皂刺辛温,开结行滞,化痰消瘀,破坚除积;刘寄奴苦温兼辛,破瘀消积,行血散肿,治心腹痛,消散肥气、息贲、痞块;炒莱菔子辛甘性平,理气消胀,配焦三仙(焦神曲、焦麦芽、焦山楂),共助消化而除胀满迟消,运中焦而健脾胃,共为佐药。以泽泻入肝肾,能行在下之水使之随泽气而上升,复使在上之水随气通调而下泻,能降泄肝肾二经水湿火热之邪而助阴阳升降之机,用为使药。方中白蒺藜、红花、皂刺三药相配,则有宣畅肺气、疏达肝气、通行胸胁肤肋之间行瘀散结之能,尤其是对久病者,三药合用能深达病所,斡旋枢机;方中入血分的药物比重较大,针对"病久入血"而设,以求推陈致新,新血生则气化旺,气化旺盛则康复之力增强。总之,此方既着重于调转枢机,升降化育,又照顾到肝主藏血和病久入血等特点,用之甚合病机。

根据现代疾病谱的变化,徐老认为内伤杂病大多由气机失调所致,首先表现为气机郁滞,在演变过程中可出现气滞—郁结—血瘀—瘀积的病理变化规律,但变化的核心在"郁",此致病多端,先犯于肝。从五行生克之理来说,肝属木,木性刚直,主司条达,它在五行中是一个推动者,木郁为先,可渐次出现火郁—土郁—金郁—水郁,一旦肝气不调,抑郁为病,可出现一系列的病理变化,故在治疗上提出"三十二字"调肝法,实为治疗中医杂病总的治则,无论病在何脏,由郁而致者均可按此调之,和缓中州,转枢少阳,达到抑制木郁反克取胜,从而使邪去正安。

3.肝脾同治

徐经世先生基于对肝胆脾胃四者生理病理关系的深刻认识,

明确提出"肝胆郁热,脾胃虚寒"是临床诸多慢性疑难杂病的重要病机,这一特殊病机的形成与肝胆脾胃四者的生理特性及病理机制密切相关。肝为刚脏,喜条达恶抑郁,且体阴而用阳,临床多郁而易热。脾为阴土,喜燥而恶湿,其病多湿而易寒。而胆胃与肝脾互为表里,对于诸多内伤杂病而言,四者的病理多从"肝胆郁热,脾胃虚寒"的性质转变,出现寒热交集,寒热各居其位,相互格拒的状态。今从临床实际来看,形成"肝胆郁热,脾胃虚寒"病机不但有责于肝胆气机郁结,亦可由中焦脾胃受损而致。

在内伤杂病中气机郁滞首当其因,朱丹溪云:"气血冲和,万病不生,一有怫郁,诸病生焉,故人身诸病多生于郁。"而"郁"者,又先责于肝胆。肝主疏泄,喜条达而恶抑郁。且肝主谋虑,胆主决断,人的精神情感、思维决策多受其左右,故肝胆之气多郁滞。肝为将军之官,体阴而用阳,其性急而动,若郁滞日久必从火化,耗血劫阴,而见口中干苦、心烦易怒、失眠多梦、头痛眩晕等郁火内炽,肝阳上亢之候。而肝胆郁滞,失于疏泄,必影响脾胃的纳运功能,脾胃纳运失健,升降失宜,寒湿内生,阻遏气机而胀、满、呕、痛、泄诸症从生,最终出现肝胆郁热、脾胃虚寒、寒热交杂并存之势,正如叶氏所言"肝为起病之源,脾胃为传病之所"。

脾胃乃后天之本,气血生化之源,五脏六腑之枢。若脾胃受损,寒湿内生,纳运失常,气血化生不足,肝体失其柔养,肝木条达之性有失,则郁而为病。再者,脾胃受伤,升降失权,清阳无以升,浊阴无以降,从而影响肝胆的升发疏泄,肝随脾升,胆随胃降的生理无以运转,则出现肝胆郁滞,气郁化火,而形成"肝胆郁热,脾胃虚寒"的病理机制。

随着"肝胆郁热,脾胃虚寒"病机的发展,会产生相应的病理产物,且多相因为病,导致疾病的进一步发展而影响疾病的转归:

(1)生痰:痰之所生可由外感,可因内伤。外感责之于肺,内伤则究之于肝脾。肝主疏泄,若气机调畅,脏腑功能正常,则水道通利,津液得行而无生痰之理。若肝郁气滞,津液运行不畅,遂聚而生痰。亦有郁久化火,炼液为痰,叶天士《临症指南医案》云"其余诸痰,皆由湿而生,虽有风、火、燥痰之分,亦皆因气化,非风、火、燥自能生痰也",诚属经验之谈。而脾主运化,除运化水谷精微之外,亦能运化水湿,对维持水液的正常代谢起到关键的作用。若多食甘腻肥腥茶酒,或肝气郁结不舒,每使脾胃阳气受遏,不得转枢而致中州湿滞,痰疾萌生,故前贤有"脾为生痰之源"之说。而痰之为物,随气升降,无处不到。肝胆郁热,夹痰上扰则为头痛、眩晕;痰蒙心窍则神昏、癫狂、厥脱;痰火阻塞于咽部则状如梅核;痰火扰心则心悸、怔忡、不寐。古人所谓"百病皆因痰作祟"即言此。

(2)化瘀:导致人体出现瘀结的病因众多,气滞、气虚、寒凝、热灼、外伤、痰阻等皆可为患。今就"肝胆郁热,脾胃虚寒"病机而言,气滞、气虚、痰阻则是成为化生血瘀的关键。气为血帅,气行则血行,若肝郁气滞,气行不畅则血瘀;郁久化热,郁热灼伤营阴,血涩不畅,滞而为瘀,故叶天士云:"气滞久则必化热,热郁则津液耗而不流,升降之机失度,初伤气分,久延血分。"而脾胃为气血生化之源,脾胃受损,运化失司,气血化生不足,气弱则无力推动血液的运行,血脉涩滞,瘀血内停。又营阴亏虚,血枯不荣,脉道涸涩而日久成瘀。此外,痰浊阻于脉络,脉络不通则血滞为瘀。

(3)痰瘀互结:痰浊、瘀血相继而生,痰瘀之间相因为病,并搏结为患,且随肝胆郁火升窜而出现诸多病证。痰瘀搏结于胁下则成癖积;痰瘀留于膈间,管腔受阻狭窄而成噎膈;痰瘀蒙闭脑窍而致癫狂、痴呆、痫病、厥证;郁火挟痰瘀上窜脑窍脉络则见中风偏瘫、肢体麻木;痰瘀阻于四肢关节,深入骨介而成顽痹;痰瘀留于肌肤则成皮痹;痰瘀阻于胞络而成癥瘕。其他如肿瘤、痰核、瘿瘤、瘰疬、乳癖等皆是痰瘀互结所致,而"肝胆郁热,脾胃虚寒"病机则是引起痰阻、瘀滞的症结所在。

"肝胆郁热,脾胃虚寒"病机所表现的症候较为繁杂,但从临床所见,主要表现为胃脘胀满冷痛,饮食不振,多食,饮冷即胀,嗳气吞酸,口中干苦,但喜热饮,或口舌生疮,口中秽臭,或胁满刺痛,或烦躁易怒,不寐多梦,或面部烘热,易发痘疹,或头晕目痛,或咽部不利,似有痰阻,或月经紊乱,经前腹痛腹泻,乳房胀痛,或手足不温,或大便稀溏、干稀不一,小便偏黄,舌偏红、苔薄黄微腻,脉细弦或数等。临床但见一二症便是,不必须悉具。

其常见病证则包括胃脘痛、呕吐、痞满、胁痛、泄泻、吞酸、呃逆、黄疸、积聚、鼓胀、眩晕、头痛、厥证、不寐、郁证、梅核气、惊悸、瘿瘤、乳癖、乳核、痤疮、风疹、湿疹、女子不孕、小儿疳积等,故临床涉及"肝胆郁热,脾胃虚寒"病机的病证极为广泛。

针对临床诸多疾病所表现的"肝胆郁热,脾胃虚寒",寒热交错并存的病理特点,若单以苦寒之药清解郁热,则恐伤脾胃阳气,有碍纳运;而独以辛温之品健脾暖胃则又惧助热伤阴,以生他患,临床用药较为棘手。唯有寒热并用,方为得法,故古人辛开苦降之法是治疗"肝胆郁热,脾胃虚寒"病机的基本法则。叶天士指出:"辛可通阳,苦能清降",其中"通阳"即温通胃中阳气,宣化寒湿;"清降"即清泻肝胆郁热,降逆和胃。但就"肝胆郁热,脾胃虚寒"病机而言,此法却另有新意。"辛"者,有辛温、辛香之别,辛温可健脾暖胃,燥湿散寒;辛香则可疏肝理气,行气解郁。而"苦"者,有酸苦、苦寒之分,苦寒既可清泻肝胆郁热,亦可通降胃腑;酸苦则能直折肝胆郁火且养肝阴。从具体的临床实践来看,用辛开苦降之法治疗具有"肝胆郁热,脾胃虚寒"病机的诸多疑难杂病,其疗效多较为显著。

在中医学古籍文献中,具有辛开苦降用药特点的方剂为数众多,而仲景半夏泻心汤则群冠诸方,历来为医家所推崇。本方原为仲景治疗"伤寒下之早,胸满而心下痞者"而设,后世许多伤寒注家解释其所治痞证乃脾胃虚弱,寒热互结之痞。但寒热似如水火,不可能同结于一处,或同时存在于某一脏腑,而对于"肝胆郁热,脾胃虚寒",寒热交错同时并存的情况却符合临床实际。从肝胆脾胃之间的病理制化来看,"肝胆郁热,脾胃虚寒"的病理状况可使四者之间的气机升降失常,该升不升,该降不降,以致气机壅滞,浊邪内生而出现心下痞结的症状。故柯韵伯认为:"半夏泻心汤名为泻心,实则泻胆也",此说虽不尽其然,却已窥得其中寓意。但"古方不能尽后世之病,后人不得尽泥古人之法",故后世医家亦根据当时具体情况,创立了许多辛开苦降、寒热并用、独具疗效的方剂,如李东垣枳实消痞丸,朱丹溪越鞠丸、左金丸、小温中丸以及陆廷珍的黄连温胆汤,皆具辛开苦降之法,是临床治疗"肝胆郁热,脾胃虚寒"行之有效的方剂。

徐老基于当今国人体质状况、发病因素以及症候表现,吸取古人制方特点并结合个人临床体会,拟定治疗"肝胆郁热,脾胃虚寒"病机的基本方药:竹茹、陈皮、藿香梗各 10 g,炒白术、枳壳、石斛各 15 g,清半夏 12 g,绿梅花、白芍各 20 g,炒黄连 4 g,煨姜 5 g,谷芽 25 g。此方取半夏泻心汤、黄连温胆汤之意,以枳壳、陈皮、半夏、煨姜、藿香辛温燥湿、健脾暖胃。其中藿香芳香辟秽,临床与石斛、黄连等清热养阴之药相伍,可除口中秽臭;而煨姜温而不燥,既不若生姜辛温宣散,又不如干姜温热伤阴,于脾胃虚寒,肝胆郁热者用之最宜;炒白术、谷芽以健运脾胃;石斛养阴生津而无寒中碍胃之弊;黄连、白芍合用,酸苦涌泄,直折肝胆郁火;竹茹清泻肝胆,降逆和胃,脾胃寒甚者可以姜制;绿梅花芳香悦脾,疏肝解郁,较之柴胡有升无降则更切合病机。全方用药体现了温燥有度,苦寒适宜,寒不犯中,温不助热的用药特点。

肝气犯胃,胃脘疼痛者,加檀香、丹参、蒲公英;嗳气吞酸,呃逆呕吐者,加代赭石、红豆蔻;肝火内炽,心烦易怒,不寐多梦者,加酸枣仁、合欢皮、琥珀、淮小麦、甘草;肝气不舒,胁满刺痛者,加金铃子散;肝胆郁滞,升降失常,胃腑不通大便不畅者,加杏桃仁、瓜蒌仁;肝胆郁滞,脉络不通,手足不温者,加桂枝、白芍;肝强脾弱,大便痛泄者加防风、苡仁、扁豆花;胆热脾湿相互胶着而见全身黄疸者,加茵陈、车前草、赤茯苓、赤小豆;郁火上扰,头晕目痛者,加天麻、炒菊花、珍珠母;咽部不利,似有痰阻者,加甘青果、木蝴蝶等。

四、中医杂病"从中调治"治法要点

1. 平衡升降,以效为度

徐经世先生诊治内科杂病时重视调节气机,使气机升降平衡,认为气机和调本质即气机升降有"度"。欲气机得调,当知气机运行之枢纽在中州脾胃肝胆,脾以升为宜,胃以降为顺,脾胃之升降,主一身之升降,调气机须以中州为要,正如《格致余论》所说"脾具坤静之德,而有乾健之运。故能使心肺之阳降,肾肝之阴升,而成天地之交泰。是为无病之人"。重视脾胃气机的升降状态,使其升清降浊、纳运协调当为治病之先。而脾胃之调,其制又在肝胆。因脾胃之升降,全赖肝之生发,胆之顺降作用,从而达到运化如常,保持正常状态,脾胃肝胆四者之间升降相因,息息相关。调气机关键在于掌握"升"要升到什么程度,"降"要降到什么位置,才可使之平衡,恢复常态。此升降之"度"的衡量标准只能是临床疾病症状缓解的程度,譬如胃气上逆,嗳气频频之症,如药后症减,说明降已到位;又如头昏乏力,血压值低,拟用升举之法而得解,说明升已见效。这种"以效为度"才是评价中医的标准,远非实验室指标所能及。用药最忌矫枉过正,稍有偏颇就会出现临床不适表现,须中病即止。处方用药上,徐老临床善用具有双向调节之方,尤喜以黄连温胆汤加减,作为调和肝胆脾胃气机之基本方,以其方能升降相兼,四者同调,并根据数十年临床经验,依黄连温胆汤化裁出"消化复宁汤"一方,临床用之,屡收捷效。

2. 固护脾胃,以平为期

徐老对内伤杂病的治疗采取"调养""调整"的方法。所谓"调养",即扶助正气,使正气得充而驱邪有力;所谓"调整",即调整人体阴阳,使之归于平衡。内科杂病大多病程长,难以速愈,只要方药切中病机,临床有效则不必急于调整,应守法守方,缓以图之。然根据内伤杂病的病理机制,就人之整体而论,徐老认为在治疗中不能单一从病位考虑,应注重于脾,以达到"调养""调整"的目的。这是"脾为后天之本"的道理所在。盖脾胃位居中州,为生化之源,濡养五脏六腑、四肢百骸,在"五行"中属土,脾为阴土,胃为阳土;以表里来说,脾合胃腑,脾主里、胃主表;其主升降,脾主升,胃主降,是其气机运行的内在形式,也是阴阳表里"相输应"。因为脾胃的升降对水谷输运、运转、吸收精微、排出糟粕所起的作用是他脏所不能替代的。正如《脾胃论》中所说人之清浊之气,皆从脾胃而出,清阳出上窍,浊阴出下窍,一升一降,升降出入迟数往复的运动,使人体保持生理的平衡;一旦失常,则病来至。可见人的营养物质,有赖脾胃的升降作用,胃之受纳,脾之运化,为各脏腑器官组织的生长和功能活动提供物质基础,这正是脾胃的内在作用所在,故有五脏六腑枢纽之称。然杂证的病程演变,往往不是脾胃直接受病,就是他脏所累及,其之所见症状常常有纳谷不香、胃脘痛胀、大便稀溏或干燥秘结等。故此时当先着治于脾,使胃受纳、消化功能修复,即能得顺投药,方可发挥中药的治疗作用。

五、结　　语

明确肝胆脾胃同处中焦对理解内科杂病"从中调治"意义重大,因气机升降枢纽在中焦,若肝胆脾胃关系得以调和,中焦生化气血及升降气机功能正常,则气机郁滞自然得解,此是其一;其二则是,在针对内科杂病的辨证论治之时,既要注意顾护脾胃,又要防止郁折肝气,用药宜平和不宜偏颇。

"从中调治"是徐经世先生治疗内科杂症的主要学术思想,是其独特中州学术理论体系在临床实践中的集中体现。徐老提出

"杂病论治,重在中州","从脾论治,调肝为主"。所提"中州"即脾胃肝胆,四者同居中焦,治疗杂病强调"中气",昔人有云"人身中气如轴,四维如轮,轴运轮行,轮运轴灵",中气者乃脾胃二经中间之气也,人身之十二经气升降变化皆以中气为核心,然脾胃之升降又赖于肝之升发,胆之顺降,方可运化为常,保持常态。当今社会生活节奏加快,人们工作压力增加,内伤杂病多由郁而致,临证辨治杂病重在图治中气,条达木郁,使肝疏脾运,气机升降正常,阴阳平衡,则病可获愈。"从中调治"学术思想为解决中医诸多疑难杂病提出新的思路,这不仅丰富了中医学理论,而且对于指导中医临床实践,提高中医临床疗效,具有重要的实际意义。

第三章 "从中调治"学术思想在临床中的应用

一、徐经世调肝理脾法治疗胃脘痛的经验

1. 对胃脘痛病因病机的认识

胃脘痛为临床常见病、多发病，一般认为其病因与外感寒邪、饮食不节、情志因素、素体脾胃虚弱等多种因素相关，但徐老认为随着现代生活方式的改变，虚寒所致胃脘痛的病例逐渐减少，临床多表现为"肝胆不和、脾胃同病"的病机状态，大多数患者可见脘胁胀痛，嗳气吞酸，呃逆呕吐，烦躁易怒，肠鸣矢气，腹痛即泻、泻后痛减，舌红苔薄黄或舌苔白或腻，脉弦证候等表现。

徐老认为肝气郁结是胃脘痛的核心病机。因现代社会工作、生活节奏的改变，以及社会环境的改变，人之内伤由郁致病者为之多见，而郁又多缘于志虑不伸，气先为病，肝之受及又居于首，因为肝在五脏中既有生化调节之功又有制约平衡的作用，其为血脏，主司条达，一旦失常则致气血不调，血脉瘀滞病之生焉。如《内经》有"百病皆先于气"之说，而气与郁又有相互为因的内在关系，气为体内富有营养精微物质之功力，它是脏器组织的功能，以其来维持平衡人体功能正常活动，若失所常则产生病理变化，即由气致郁，故徐老把肝郁作为该病的核心病机。若患者恣食膏粱厚味，劳逸不当，忧思过虑，使肝气郁结，致脾胃运化失司，肝与胃是木土乘克的关系，若忧思恼怒，气郁伤肝，肝气横逆，势必克脾犯胃，致气机阻滞，出现"肝脾不和"病理表现，可见精神抑郁、胸

胁胀满、腹胀腹痛、泄泻便溏等症。肝气久郁,既可化火伤阴,又可致血运不畅,瘀血内结,多因相兼,则病情缠绵,反复难愈。脾与胃,一脏一腑,互为表里,共主升降,故胃病多涉及脾,脾病亦可及胃。

2.胃脘痛的辨证论治

(1)肝气犯胃型:此型患者平素急躁易怒,或情志抑郁不舒,每因情志不和而发胃脘胀闷攻撑作痛,脘痛连胁嗳气频繁,大便不畅,苔多薄白,脉沉弦。肝主疏泄而喜条达,若情志不舒,则肝气郁结不得疏泄,横逆犯胃而作痛。胁乃肝之分野,而气多走窜游移,故疼痛攻撑连胁。气机不利,肝胃气逆,故脘胀嗳气。气滞肠道传导失常,故大便不畅。如情志不和,则肝郁更甚,气结复加,故每因情志而作痛。病在气分而湿浊不甚,故苔多薄白。病在里而属肝主痛,故见脉沉弦。诊病时要详问是否有情志不遂或精神刺激的病史。治宜疏肝理气为主。方用柴胡疏肝散加味,方中柴胡、芍药、川芎、香附疏肝解郁;陈皮、枳壳、甘草理气和中,共奏理气止痛之功。疼痛较甚者,可加川楝子、元胡以加强利气止痛,并可加入郁金、绿萼梅、白蒺藜以增强疏肝理气之功,可选加郁金、青皮、木香等以加强理气解郁之效;嗳气较频者,可加沉香、旋覆花以顺气降逆。若平素多有胸胁胀闷,嗳气食少,每因抑郁恼怒或情绪紧张之时,发生痛痛泄泻,治以抑肝扶脾,痛泻要方为主,方中白术健脾补虚,白芍养血柔肝,陈皮理气醒脾,防风升清止泻。

(2)脾虚肝郁型:此型患者平素工作压力大,思虑过度,"思则伤脾","思则气结",日久易致脾虚。脾虚运化无力,则气血生化无源,肝体失养。肝为刚脏,体阴而用阳,喜条达而恶抑郁。肝阴不足,则肝阳偏亢,疏泄失常,气机不畅,肝气郁结。另外,土虚木乘,脾虚则肝气更易乘犯之。临床常见性情忧郁,神疲食少,倦怠懒言,口燥咽干,胁肋胀痛,头痛目眩,大便溏泄,舌淡有齿痕,苔薄白,脉弦细而弱。治宜疏肝解郁,健脾和营,方用逍遥散加减。方中柴胡疏肝解郁;白芍养血柔肝;当归芳香以行气,味甘而缓急;白术、茯苓健脾祛湿,使运化有权,气血有源;炙甘草益气补中,缓肝之急,虽为佐使之品,却有活血止痛之功;煨生姜,温胃和中之力益专;薄荷少许,助柴胡散肝郁而生之热。肝郁日久化热生火,表现为烦躁易怒,目赤目涩,舌边尖红苔黄腻,脉弦数,逍遥散中加丹皮、栀子、黄芩以加强清肝泻火之力。病久入络入血,可见胁肋刺痛,部位固定不移,入夜痛甚。脾主统血,肝主藏血,脾虚肝郁亦可见大便色黑等出血之象,逍遥散中宜去薄荷,加入生蒲黄、炒五灵脂、制香附以活血止血。仅见血瘀之证,而无出血者,则亦可加入三七粉、桃仁、红花以活血化瘀。

(3)肝胃郁热型:此型患者因情志因素长期刺激导致肝气郁结,而久化热,邪热犯胃,则为胃脘灼痛,痛势急迫。肝胃郁热,逆而上冲,则烦躁易怒,泛酸嘈杂。肝胆互为表里,肝热夹胆火上乘,则口苦口干,舌红苔黄此为里热之象,脉见弦数乃肝胃郁热之征。治宜疏肝泄热和胃,方用化肝煎加减。方中陈皮、青皮理气,芍药敛肝,丹皮、山栀清肝泄热。可加左金丸辛开苦降,重用黄连苦以清火,稍佐吴萸辛以散郁,郁散则火随之得泄。若泛酸较重者,可加入乌贼骨、瓦楞子制酸之药。内热最易伤阴,此时投药慎用香燥,可选加香橼、佛手、绿萼梅等理气而不伤阴的解郁止痛药。

(4)心脾两虚型:此型患者多因思虑过度,不仅暗耗心血,且影响脾胃功能,或因素体脾胃虚弱,运化失职,则气血生化无源,导致血虚而心无所主。表现为面色萎黄,食欲不振,腹胀便溏,心悸怔忡,失眠多梦,眩晕健忘,神疲乏力,或见胃痛隐隐,喜温喜按,空腹痛甚,得食痛减,舌质淡嫩,脉细弱。治以益气补血,健脾养心,方用归脾汤加减。方中以人参、黄芪、白术、炙甘草、生姜、大枣甘温补脾益气;当归甘辛温养肝而生心血;茯神、酸枣仁、龙眼肉甘平养心安神;远志交通心肾而定志宁心;木香理气醒脾,以防益气补血药滋腻滞气,有碍脾胃运化功能。若脘闷纳呆、苔滑腻者,可加半夏、陈皮、茯苓、厚朴等以健脾理气化痰;若心血不足者,可加熟地、白芍、阿胶以养心血。

3. 治则治法

针对胃脘痛"肝胆不和、脾胃同病"的核心病机,徐老制定基本治法——"调肝理脾法"。胃脘痛从肝胆到脾胃、从气郁到血瘀的发生发展的过程,着重从肝胆入手,强调对脾胃进行诊治,突出了病机之本。在《内经》中已将肝郁列为胃脘痛的病因。如《素问·六元正纪大论篇》云:"木郁之发,民病胃脘当心而痛。"沈金鳌说:"胃痛,邪于胃脘也。惟肝气相乘为尤甚。"故治胃痛当以疏肝调气为主。肝主疏泄,其生理特点主升,主动,调畅全身气机,推动气血津液运行,使周身气血调和、经脉通利、脏腑功能和调,人自然神清气爽,心情愉悦,故肝具有调畅情志的作用。若肝的疏泄功能减退,则肝气郁结,心情易于抑郁;若肝的升泄太过,阳气升腾而上,则心情易于急躁,如"怒则伤肝",而肝病最先传脾土。若郁怒伤肝,肝失疏泄,导致脾失健运,气机升降失常,从而引起"肝脾不和"的病理表现,可见精神抑郁、胸胁胀满、腹胀腹痛、泄泻便溏等症。肝调畅人的情志活动,脾胃乃气机之枢,故肝郁是引起脾胃病的常见且重要的病因。

胃为水谷之海,容纳、腐熟、消磨水谷,与脾共同起着消化饮食、摄取水谷精微以营养全身的重要作用。而胆主贮藏和排泄胆汁,以助胃腑腐熟水谷,胆与胃均宜和降,共涤腑中浊逆。若遇胆腑疏泄失利或胆汁排泄受阻等原因,均可致胆疾。过量胆汁反流入胃,侵罹日久还可导致胃病产生或使原有胃病加重,故临证常见胆病兼有胃疾之症。徐老注重调肝理脾。脾脏位居中州,为气血生化之源,脏腑经络之根,又濡灌五脏六腑、四肢百骸之用,在五行中属土,与胃相表里。脾为阴脏,喜燥恶湿,主运化升清;胃为阳腑,喜润恶燥,主受纳降浊。徐经世先生经过长期临床实践,在总结前人经验的基础上,提出调肝理脾应遵守的 4 个原则,即补不得峻猛,温燥要适度,益脾注理气,养胃用甘平。临证做到调肝而不碍胆,理脾而不碍胃,利胆而不损胃,这样才能使调肝理脾真正起到应有的作用。如胃脘痛有湿浊中阻、郁热内蕴等证型,其治疗用药各有侧重,但调肝理脾则为原则。而用药需注意燥中有润,润中有燥,理气又当寓于此中。

徐老治疗胃脘痛"肝胆不和、脾胃同病"证自拟"徐氏消化复宁汤",方药如下:姜竹茹 10 克、焦苍术 15 克、柴胡梗 10 克、炒黄芩 9 克、陈枳壳 12 克、广郁金 12 克、延胡索 12 克、杭白芍 20 克、沉香 10 克、焦山楂 15 克、车前草 15 克、谷麦芽各 15 克。本方主治为肝胆不和、脾胃同病所致的浅表性胃炎胃脘痛。方取温胆、四逆、小柴胡之意。方中柴胡、黄芩、枳壳、郁金、延胡索、白芍组合,调和肝胆,理气止痛。现代药理亦证明,以上这些药物具有利胆、镇痛等作用,可使药达病所;山楂、麦芽合为二仙,功在消积,调理胃肠;车前草清热利窍,引热下行;苍术、竹茹则健脾燥湿,清热和胃,燥中有润,使胃受纳;沉香转枢气机。全方合力,健脾和胃,利胆调腑,消炎止痛,具有调中有利、通调结合的作用,为阴阳转枢之剂,共奏修复消化之功。柴胡苦、辛,微寒,疏肝解郁,轻升阳气;郁金辛、苦,寒,行气解郁,利胆清心,二者共为君药,疏肝解郁,行气止痛。延胡索辛、苦,温,行气止痛;白芍苦、酸,微寒,功能养阴柔肝止痛,二者共为臣药。苍术辛、苦,温,燥湿健脾;枳壳苦、辛,微寒,行气宽中;沉香辛、苦,温,降逆调中;竹茹甘、微寒,清热除烦止呕;黄芩苦、寒,清热燥湿;车前草甘、寒,清热利下,六药共起健脾燥湿、清热利下、行脾胃之气的作用,佐柴胡、郁金疏肝利胆、行气止痛。山楂酸、甘,微温,化食消积;谷、麦芽甘、平,功能消食和中,健脾开胃,三药共助脾胃运化为使药。全方具有舒肝、理气、利胆、健脾、化湿,佐以清热、消食、止痛之功效。

随症加减:胃脘疼痛较甚者,加川楝子、佛手;口中泛酸者,加代赭石、左金丸;嗳气频作,腹胀甚者,加厚朴、广木香;纳差或食后饱胀者,加鸡内金;苔黄腻者,加蒲公英;大便溏薄者,加葛根、苍术、陈皮;短气乏力者,加生黄芪、太子参等。

合并病加减:合并胆囊炎,加香附、川楝子、绿梅花、佛手等;合并脂肪肝,加草决明、泽泻、山楂、三七等;合并慢性肠炎,加陈皮、扁豆、薏苡仁等。

二、徐经世"从中调治"类风湿关节炎(尪痹)的经验

类风湿关节炎是一种以四肢小关节对称性肿痛为主要临床表现的慢性系统性自身免疫性疾病,可伴关节外损害,晚期可出现不同程度的关节破坏、畸形和功能丧失,致残率高,总体预后不良,是造成我国成年人致残的主要疾病之一。因此,积极控制类风湿关节炎症状,延缓病情进展,改善预后,提高患者生活质量是本病治疗的目标,中医药在类风湿关节炎治疗方面具有优势,大有可为。

1981年,焦树德先生在"中华中医学会内科学会成立暨首届学术交流会"上提出"尪痹"一名。尪痹是指具有关节变形、肿大、僵化、不能屈伸,筋缩肉蜷,骨质受损症状的痹病。此后"尪痹"作为独立的病名,在许多中医论文和图书中被引用并加以论述。"尪"字,其意指足跛不能行、胫曲不能伸、身体羸弱的残疾而言,取其字义以示关节变形,几成残疾之特点;"尪"字还有仲景先师所说"诸关节疼痛,身体尪羸"之意,表示本病病情深重,缠绵难愈,重者可使劳动力丧失,生活不能自理。临证与类风湿关节炎极其相似,故目前中医对于类风湿关节炎多按"尪痹"论治。

徐老提出尪痹"寒湿困脾"的病机关键和"从中调治"的治疗方法,临证时分期分型辨证论治,以经方为基础,临证化裁,疗效显著。

1. 对尪痹病因病机的认识

(1)尪痹非风,而是以"寒、湿"为基本病理因素

徐老认为尪痹所表现的小关节疼痛剧烈,痛处固定,晚期关节肿胀畸形、僵直拘挛等症状,都是寒湿之邪的特征。因寒为阴邪,寒性凝滞,主痛。寒邪侵袭,或阴寒内盛,皆可导致阳气不振,气血运行不畅,使气血凝滞,脉络不通,可出现疼痛。寒性收引,寒邪客于经络关节,则经脉收引,出现筋肉拘急痉挛,关节屈伸不利等症状。湿性重浊,湿邪犯表,则令人头重身困,四肢酸楚;若湿滞经络,流注关节,则关节酸痛、沉重、活动不利,痛处不移。湿邪黏滞,留滞于脏腑经络,常常阻遏气机,使气机升降无能,出现胸脘痞闷、小便短涩、大便溏而不爽等症状,反映在病程上,则迁延时日,缠绵难愈。寒湿为病则阻遏气机,损伤阳气,水液内停,内湿产生,流注四肢,气血受阻,则见肢节肿痛、痛处不移、屈伸不利、活动障碍的表现。以上见症是寒湿为患的特征,非风邪所表现。若论尪痹与风有关,亦是与肝失滋养所生"内风"有关,因肝为风脏,肝主筋,尪痹为筋病,其与肝脏调达、肝血充盈与否密切相关,肝一旦为病,往往筋失濡养,血虚生风,临床所见尪痹游走性疼痛并不明显,肝风内动只是其症状加重或变化之诱因,并非是六淫之风所致。

(2)与肝脾肾相关,又与"脾"关系最为紧密

尪痹病位在筋骨、肌肉、关节,因"肝主筋""肾主骨""脾主四肢肌肉",尪痹临证与肝脾肾三脏密切相关。肝主藏血,肝主筋。肝主筋有赖肝血的滋养,肝血充盈,则筋膜得养,关节活动自如;若肝血不足,血不养筋,则出现关节肌肉疼痛、关节屈伸不利、肌肤麻木等症状。且晨僵症状也与肝血不足有关,人入睡后,外周血归于肝脏以养肝,外周血液相对不足,筋脉失养,晨起则出现关节发僵,屈伸不利。且尪痹日久,肝血不足导致肾失所养,肝不养筋,肾不养骨,筋挛骨弱而留邪不去,痰浊瘀血逐渐形成,造成病

情迁延不愈,最终导致关节变形。肾为先天之本,先天禀赋不足,或劳逸失度,肾气内消,精气日衰,气血亏虚,易为外邪乘虚而入,与血相搏,则阳气痹阻,经络不畅,痰瘀内生,流注关节,发为尪痹。肾主水,与肺、脾、三焦、膀胱等脏腑共同调节水液代谢,脾肾亏虚,气血津液运行无力,日久可导致痰瘀互结,关节肿大畸形。

但在三脏中"脾"的作用最为关键,脾虚所致的气血不足,营卫失调是尪痹发生的重要内部原因或根本因素。脾虚在尪痹的发生发展过程中起着重要作用,因脾主运化,脾主水湿,脾气亏虚则运化失常,水液代谢异常,水湿停聚,郁久成痰,痰湿壅盛,可致关节肿胀疼痛,活动不利;因脾为后天之本,气血生化之源,脾气亏虚则生化乏源,气血不足,卫外不固,外邪尤其是湿邪易于乘虚侵袭,痹阻筋脉、肌肉、骨节,而致营卫行涩,气血凝滞,不通则痛;病程日久,内外湿邪相互胶着,痹阻气血运行,而致痰瘀互结。痰瘀流注关节日久,形成顽痰败血,腐蚀关节,可造成关节破坏、畸形,功能障碍。

总之,尪痹的发生发展与肝脾肾三脏相关,又与"脾"关系最为紧密。

(3)病机演变规律

综前所述,先生认为尪痹的基本病机是"寒湿流注,气血不和,筋骨受累,损及肝肾"。患者素体亏虚,阳气不足,卫外不固,腠理空虚,易为外邪及内生寒湿之邪侵袭,痹阻筋脉、肌肉、骨节,而致营卫行涩,经络不通,发生疼痛、肿胀、酸楚、麻木,或肢体活动不利。外邪侵袭机体,又可因人的禀赋素质不同而有寒热转化。若素体阳气偏盛,内有蓄热者,感受寒湿之邪,易从阳化热,而成为湿热痹阻证。若阳气虚衰者,寒自内生,复感寒湿之邪,多从阴寒化,而成为寒湿痹阻证。若寒湿痹阻经络日久,郁而化热或素有湿热内蕴,又外感寒湿,痹阻经络,而成寒热错杂之证。

病程日久,邪痹经脉,脉道阻滞,迁延不愈,影响气血津液运行输布。血滞为瘀,津停为痰,酿成痰浊瘀血,阻痹经络,可出现皮肤瘀斑、关节周围结节、屈伸不利等症;痰浊瘀血与外邪相合,阻闭经络、深入骨骺,导致关节肿胀、僵硬、变形。痹证日久,影响脏腑功能,耗伤气血,损及肝肾,旧病新邪胶着,而致病程缠绵,顽固不愈。

2.尪痹的辨证论治

先生临证遵循"急则治其标,缓则治其本"的基本原则,治分急性期和缓解期,急性期根据病邪性质分为寒湿痹阻型、湿热蕴结型、寒热错杂型三型论治;缓解期根据脏腑气血盛衰分为气血亏虚型、肝肾不足型及痰瘀互结型三型论治。

1)急性期

(1)寒湿痹阻型:症见肢体关节冷痛,肿胀,拘急,屈伸不利;局部畏寒,得寒痛剧,得热痛减,皮色不红,舌质淡暗,苔白腻或白滑,脉弦缓或沉紧。此型病机要点是寒湿痹阻经络,治以散寒除湿,蠲痹止痛,方选《金匮要略》乌头汤,基本用药:麻黄、芍药、黄芪、甘草、川乌等。

(2)湿热蕴结型:症见关节局部灼热红肿,痛不可触,可伴有皮下结节或红斑,伴发热、恶风、汗出、口渴、烦躁不安,小便频数,大便干结。舌质红,舌苔黄或黄腻,脉滑数或浮数。此型病机要点是湿热痹阻经络,治以清热利湿,通络止痛,方选《金匮要略》白虎加桂枝汤,基本用药:知母、炙甘草、石膏、桂枝等。

(3)寒热错杂型:症见关节冷痛,触之灼热;或关节局部灼热,却恶风怕冷。伴口苦咽干,烦闷口渴,喜冷饮,饮后腹胀不适,畏寒肢冷,晨僵明显,大便干或溏,小便黄,舌红,苔白腻或黄腻或黄白相间,脉弦紧或滑数。此型病机要点在于寒湿痹阻经络日久,郁而化热或素有湿热内蕴,复感寒湿之邪,痹阻经络。治以温阳散寒,清热除湿。方选《金匮要略》桂枝芍药知母汤,基本用药:桂枝、芍药、甘草、麻黄、生姜、白术、知母、防风、炮附子。

2)缓解期

(1)气血亏虚型:症见痹证日久,关节肌肉酸痛无力,肢体麻木,肌肉萎缩,关节变形,伴有少气乏力,自汗,心悸,头晕目眩,面黄少华,畏寒肢冷,舌淡或淡胖,苔薄白,脉细弱。此型病机要点是尪痹日久,耗伤气血,治以益气养血,调和营卫。方选《金匮要略》黄芪桂枝五物汤,基本用药:黄芪、芍药、桂枝、生姜、大枣等。

(2)肝肾不足型:症见痹证日久,肢体关节僵硬变形,屈伸不利,伴有形体消瘦,肌肉萎缩,腰膝酸软无力,关节发凉,畏寒喜暖,伴头晕、心悸、气短,舌红,苔薄白,脉沉细或细数。此型病机要点是尪痹日久,肝肾不足,筋脉失养。治以补益肝肾,强筋壮骨。方选《备急千金要方》独活寄生汤,基本用药:独活、寄生、杜仲、牛膝、细辛、秦艽、茯苓、桂心、防风、川芎、人参、甘草、当归、芍药、干地黄。

(3)痰瘀互结型:症见痹证日久,关节刺痛,固定不移,或关节肌肤紫暗、肿胀,按之较硬,肢体顽麻或重着,或关节僵硬变形,屈伸不利,有硬结、瘀斑。伴有面色黧黑,眼睑浮肿,或胸闷痰多,口唇暗红或暗淡,舌质紫暗或有瘀斑,舌体胖大,边有齿痕,舌白腻或黄腻,脉弦涩。此型病机要点是尪痹日久,痰瘀互结,留滞肌肤,闭阻经脉。治以健脾化痰,活血化瘀,蠲痹通络。方选《脾胃论》半夏白术天麻汤,基本用药:黄柏、干姜、天麻、苍术、白茯苓、黄芪、泽泻、人参、白术、炒神曲、半夏、陈皮等。

3.调治要点

(1)尪痹治疗强调"从中调治"

尪痹病程漫长,时起时伏,缠绵难愈,病机复杂,临床常见寒热错杂、痰瘀互结等复杂证型,病程日久,还可见到"内舍于脏"之脏腑痹证候,临证论治更加困难。若损及脾胃,病无所养则难以收拾,因此在尪痹诊治过程中,固护脾胃尤为重要。

因脾胃为后天之本,气血生化之源,胃气决定疾病的转归。明代徐春圃《古今医统》曰"凡百治病,胃气实者,攻之则去,疾恒易愈。胃气虚者,攻之不去,盖以本虚,攻之则胃气益弱,反不能行其药力而病所以自如也"。李东垣《脾胃论》指出:"历观《内经》

诸篇而参考之,则元气之充足,皆由脾胃之气无所伤,而后能滋养元气;若胃气之本弱,饮食自倍,则脾胃之气既伤,而元气亦不能充,诸病之所由生也。"脾胃虚弱是尪痹发生发展过程中的重要因素,健脾和胃的治疗方法在补气养血、扶正固本以及抑制某些药物副作用方面起着重要作用,在本病的活动期针对脾胃运化失司,湿聚为痰,流注关节之证,常应用急则治标,兼顾本虚的原则,以健脾燥湿药,配合散寒、清热、活血化瘀之法。

在尪痹的治疗过程中不可避免地应用具有活血、破血、通络、止痛之类的中西药物,这些药物在改善病情的同时,会对胃肠道产生一定的刺激,善用健脾和胃之法会在一定程度上减轻这些药物的毒副作用,提高临床疗效。且中医治疗给药途径单一,剂型虽有几种,但都需口服入胃,通过吸收方可切中病位,若药进伤胃而不受纳,则难以收到应有之效,相反还会加重病情,影响疾病转归。

在尪痹治疗过程中固护脾胃应贯穿始终,因此,先生提出"从中调治"的原则,临证用药时也要时时固护脾胃,组方时会适当加入健脾养胃之品,常用药物如:①益气健脾药:生黄芪、太子参、苍术、茯苓、山药、白术、炒扁豆、莲子、薏苡仁;②醒脾和胃药:煨葛根、绿梅花、藿香、佩兰梗、砂仁、扁豆花;③理气调中药:陈皮、法半夏、枳壳、制香附、郁金、佛手、木香、厚朴花、代赭石、延胡索、柴胡;④养阴益胃药:北沙参、石斛、白芍、百合、生地;⑤消食健胃药:建曲、山楂、沉香曲、鸡内金、五谷虫、二芽;⑥清化湿热药:蒲公英、茵陈、炒黄连、车前草、通草、竹茹;⑦抑木止酸药:乌贼骨、瓦楞、红豆蔻、川楝子;⑧温中散寒药:熟附片、肉桂、桂枝、吴茱萸、乌药、高良姜、煨姜。

(2)辨病位用药提高疗效

辨病位用药是根据尪痹的病位不同,在辨证的基础上有针对性地使用药物,以提高治疗效果。痹在上肢可选用片姜黄、羌活、桂枝以通经达络,祛风胜湿;下肢疼痛者可选用独活、川牛膝、木瓜以引药下行;痹证累及颈椎,出现颈部僵硬不适、疼痛、左右前后活动受限者,可选用葛根、伸筋草、桂枝、羌活以舒筋通络,祛风止痛;痹证腰部疼痛、僵硬,弯腰活动受限者,可选用桑寄生、杜仲、巴戟天、淫羊藿、土鳖虫以补肾强腰,化瘀止痛;痹证两膝关节肿胀,或有积液者,可用土茯苓、车前子、薏苡仁、猫爪草、晚蚕沙以清热利湿,消肿止痛;痹证四肢小关节疼痛、肿胀、灼热者,可选用土贝母、蜂房、威灵仙以解毒散结,消肿止痛。

(3)虫类药的使用

尪痹久病入络,抽掣疼痛,肢体拘挛者,可用虫类药搜风止痛,深入髓络,攻剔痼结之痰瘀,以通经达络止痛,常用药物如全蝎、蜈蚣、土鳖虫、地龙、穿山甲、白花蛇、乌梢蛇等。这些药物多偏辛温,作用较猛,也有一定毒性,故用量不可太大,不宜久服,中病即止。其中全蝎、蜈蚣二味可焙干研末吞服,既可减少药物用量,又能提高临床疗效。现代药理学研究也发现虫类药含有多种异性蛋白,具有免疫抑制、激活、调节等作用,对自身免疫性疾病有一定的治疗作用。

(4)调畅情志,以善其后

尪痹缠绵难愈,晚期会出现关节畸形,功能破坏,严重影响患者生活质量,患者往往情绪低落,临床上常见情绪郁结,肝失疏泄的表现,肝气郁结则脾胃升降失常,就会影响消化和吸收功能,出现腹胀脘闷、纳呆、嗳气、吞酸、恶心、呕吐、泄泻等症,脾主运化水湿的功能减弱,导致脾虚湿盛,使病情反复发作,难见效果。因此,需要患者保持乐观心境,使肝气条达,脾胃健旺,则内湿自除,气血调和,有利于疾病的康复。

三、徐经世"从肝调治"妇科诸病的经验

1.妇科诸病与肝的关系

女子在解剖结构上有胞宫,经络上有冲任,肝经与胞宫及冲

任二脉相贯通,如《灵枢·经脉》曰:"肝足厥阴之脉……循股阴,入毛中,过阴器,抵小腹……"交会任脉,联络胞宫,调节着胞宫的生理功能。女子胞宫,其为奇恒之府(包括女子整个内生殖器官),主领月经、受孕、孕育胎儿的功能,它的作用又当寄于肝、肾、心、脾等脏的相互协作,以维持正常状态。所称"奇恒",系冲任二脉皆起于胞中,冲为血海,任主胞胎,发育成熟,冲任旺盛,就有月经和生育能力。诚如《素问·上古天真论》所云:"女子……二七而天癸至,任脉通,太冲脉盛,月事以时下,故有子。"这说明女主冲任,以月事为准,年至十四月事当应月而至,按其生理规律,月事应持续至七七(四十九岁)方绝,但也存在个体的差异,在临床上遇有未至七七则天癸断,形成闭经,常带来妇科杂症,这正是女子器官特异所在。

妇人之病,徐老每从肝论治,获效颇多,究其原因,盖女体属阴,血常不足,心神柔弱,不耐情伤,经期、孕期、产后、更年期等生理变化之时易情志内伤,加之性格内向,不善外露,多思多郁,不言而喻。昔人"体本娇柔,性最偏颇"所言为确,故古人有谓"女子以肝为先天"。因此对女子在月经未绝期而出现的病理变化,尽管病证不一,其实在"经",致因在肝,因为肝脏具有贮藏血液和调节血量的功能,而女子器官能否保持常态,无疑则有赖于肝。至于年过五旬月事已绝所出现妇科疾病虽与经血无直接关联,但问题的出现仍责之于肝。清张景焘《馤塘医话》谓:"妇人善怀而多郁……肝经一病,则月事不调,艰于产育。"因肝首主疏泄,由于情志、气血、消化、水液代谢、冲任等方面都要依之于肝来制化调节,今以"冲任"而言,女子以血为重,行经耗血、妊娠血聚养胎,分娩出血,以致女子有余于气而不足于血的偏颇之象,更需赖于肝之疏泄来纠其偏以保持正常。肝喜条达而恶郁滞,郁则气血不和,血脉瘀滞而痛经、经闭、月事紊乱之症皆起,他如肝郁则脾虚,脾失运化则湿邪内生而致带下,肝郁化火,热扰血室而生崩漏,莫不关乎于肝。故张景岳云:"宁治十男子,莫治一妇人……盖以妇人幽居多郁,情性偏拗,或有怀不能畅遂,或有病不可告人……此其情之使然也。"故徐老临床治疗妇科之疾患,皆寓有治肝之法。

2.妇科诸病从肝调治

(1)月经不调

女子在经期之年,首当注意月经是否正常,所谓经者,常也,一月一行,循乎常道,以象月盈则亏。正如《内经》云"太冲脉盛,月事以时下",景岳又云"冲为五脏六腑之海,脏腑之血,皆归冲脉",可见冲脉为月经之本,后傅青主在"调经门"中又直言所指:"妇科调经尤难,盖经调则无病,不调则百病丛生……"而对于调经的治法又指分先期后期和先后不定期及来量多少,以辨明虚实寒热,然后用药,始能见效。具体可选逍遥散、定经、四物、归芍六君、六味、四逆散等,其中逍遥散为首选之剂。方中所取柴胡、白术、白芍、当归、茯苓、苏荷、甘草、煨姜等八味,均属平淡之品,其功为疏肝解郁,健脾和营。如以配伍而言,既补肝体,又助肝用,气血兼顾,肝脾并治,立法全面,用药切体,故为调和肝脾之名方,并获有"一方治木郁而诸郁皆解"之誉。今主以调经,当须增减。如胁痛加香附、玄胡、郁金;乳房胀痛加青陈皮、川芎;腹胀加枳壳、佛手;腰腹痛加杜仲、寄生、乌药;纳呆加山楂、谷芽;心烦加川连、生地、丹皮;滞下宜加桃仁、红花、丹参、坤草等。至于经久不调又当辨明虚实寒热,所谓"虚者补之,实者泻之,寒者温之,热者清之",不过对于调经而言,不是单一的虚补实泻,而要以双向调节的方法予以补偏救弊,达到调经的目的。由此徐老强调要深知女子之疾,如以月经失常所致,当先调经,这是对防控其他病变的重要环节,为医者如能谨守,临证时自有进境。

(2)痛经

痛经是临床常见疾病,指伴随月经来潮或其前后出现的周期性下腹疼痛为主要表现的月经病,可伴有其他不适,以致影响工作及生活。痛经首见于《金匮要略·妇人杂病脉证并治》:"带下,经水不利,少腹满痛,经一月再见。"中医认为其病因病机不外乎虚实两个方面,虚者多是由于素体体虚、气血不足而致冲任、胞宫失于温煦或濡养,出现"不荣则痛";实者可因气滞、寒凝、血瘀、痰饮等因素相互影响,阻滞脉络,而致气血运行不畅,出现"不通则痛"。临证所见纯虚为少,而以实者多见,或虚实夹杂。《内经》认为肝藏血,且肝主痛,肝与月经密切相关。傅青主也认为痛经多是肝气不舒,血行不畅,不通则痛。所以傅青主很重视调肝止痛,其代表方主要有宣郁通经汤、调肝汤、加味四物汤等。徐老治疗痛经时在辨证施治的基础上也总不忘加些疏肝柔肝之品,如柴、芍等,二者相伍既可应肝之体用,又可助开合,疏肝郁。同时还强调在妇人行经之际,权衡利弊,不宜用药力峻猛之品,恐伤女子阴血。

（3）带下

带下病为妇科病中的常见病、多发病,是由于病邪伤及任带二脉而致带下绵绵不断,有伴异味的单一或附于其他疾病的女性特异症,故傅青主在他的妇科名著中开宗明义,指出"带下俱是湿证",并分为白、青、黄、赤、黑五种,言"白带乃湿盛火衰";"青带、黄带分别为肝经、任脉之湿热";"赤带乃肝郁克脾,肝失藏血而火炽,脾失运化而湿聚";"黑带是湿热郁阻下焦,乃火热之极,煎熬津液所致",可见带下乃由"脾气之虚,肝气之郁,湿气之侵,热气之逼",损伤任带,发为带下之病。故徐老反复告诫我们:要认清此"湿"的病机是肝郁脾虚,脾失健运,水谷之气不得化生精微反聚为湿,湿性重浊趋下,聚于下焦则为"带下",但由病体变化不一,而出现不同颜色,故有"五带"之称。因此治疗带下要按味、色去区分属性而识虚实,论治常以完带汤、补中益气汤、丹栀逍遥散、导赤散、六味地黄丸等加减为用。

（4）不孕

女子不孕症是以时间为定义,指结婚两年以上,未采取任何避孕措施,并排除男方因素而未曾怀孕者;或曾生育,或经流产,未避孕而又两年以上不再怀孕者。故前者称"原发性不孕",后者则称"继发性不孕"。今以中医学理论来说,女子不孕,责于肝肾,求子必先调经。如何调经,当分阴阳、气血、痰湿、瘀滞,并结合临床所出现的体征,进行分析论治,不得以套方处之。因为在妇科专著中对不孕症虽作了综合论述,按证型列出数以百剂(方),既有经方又有时方和经验方,可见方虽易得,但求效不易。今就徐老临床所治略举一二,以商榷不孕症论治的思路。如江某年已三十又六,婚后多年未孕,月经先后不定期,经前腹痛,月经量多,色紫暗,伴腰酸冷痛,口干少饮,纳食不馨,面容消瘦,舌暗红苔薄白,脉细弦,妇检提示两侧卵巢囊肿,一侧手术摘除,功能失全,遂请求徐老以中药调之,初诊目的并非求子,只求改善身体状况,减少病痛,为其所求。鉴于病情错杂,虚实互见,故自拟"益经助孕汤"为丸,连进二料而侥幸取顺种子。所取方意重于调经,以达到调中有补,补中有调,寒中有温,温中有寒的协调与制约作用,使虚实互见,寒热错杂的病理状态得到修复。以此可说素有癥病而又能受孕,虽属少见,而临床确有其证。正如《金匮要略》的桂枝茯苓丸是针对癥胎互见而取用,以达祛瘀保胎的目的,故说明"有故无陨亦无陨也"之意。而另举与前例相反的案例以证虚实。案为一位慈姓妇人,年近三十,婚后五年,经期正常,但来时量少色淡,两三天即净。平时头昏腰酸,妇检未见异常,曾经妇科专家调治年余,拟用疏肝清热,理血调经之剂,月事虽应时而下,但量少如故。其父母求子心切,得他人推荐请徐老诊治。视其舌淡苔薄,脉来虚细,以脉症相参,认定为先天不足,冲任失调之征,治当滋肝肾以培水养木,调冲任以和经脉,方用左归合益母胜金加减,药投三月,气血得充,冲任调和而顺应种子。从中看出两案病机虽属不同,用药有异,但殊途同归于效。

(5)乳癖

乳癖为中医病名,是指妇女乳房部常见的慢性良性肿块,以乳房肿块和胀痛为主症的疾病,属于西医学的乳腺小叶增生、乳房囊性增生、乳房纤维瘤等疾病。西医认为与卵巢功能失调有关,如黄体素分泌减少,雌激素的分泌相对增高。徐老认为本病多因情志内伤,肝郁气滞痰凝,或肝脾两虚,冲任失调而致气滞痰凝血瘀,郁结不通而发病。且足厥阴肝经循行上膈,布胸胁绕乳头而行,乳房乃肝经循行之处,肝主疏泄,喜条达而恶抑郁,若情志不舒,气机不畅则致气滞血瘀,气血失和,气血滞涩则结为乳内肿块。正如《外科正宗》有云:"乳癖乃乳中结核,形如丸卵,或重坠作痛或不痛,皮色不变,其核随喜怒消长,多由思虑伤脾,怒恼伤肝,郁结而成也。"所以乳癖的基本病机是肝郁脾虚,徐老在治疗乳癖时以疏肝理气解郁,健脾祛湿化痰为主,兼以软坚散结,活血祛瘀。方以柴胡疏肝散、逍遥散、鳖甲煎丸等加减为用。

(6)癥瘕

所谓"癥"是有聚可及,"瘕",可聚可散,触之不坚,这是对"癥瘕"的形象描述。从性质上来说,有良性恶性之分,其之致因,多由肝失条达,离经之血不及疏出,或肝郁气滞,久则酿痰蕴瘀,滞留于内则成"癥瘕",既然致病机因在肝,治病必求于本,虽有化痰祛瘀之法,但古人谓治痰先治气,化瘀先行气,故治疗必着眼于调理气机,调达气机。对其治疗可以说"良"者易治,"恶"者难图。尽管疑难,但病者有求,应敢于应对,临床时要辨疑不惑,治难不乱,即使属于恶性,接受手术或无法手术者,均可施用中药。如在十年前,曾接诊一位安姓老人,身患乳腺癌,宿有高血压病、冠心病、消化道出血等数种基础疾病,他院要其住院手术治疗,但患者畏惧,而有求于我。根据本病,其发病部位在乳房,隶属于肝,治当从肝立论。故以条达肝气,软坚散结,把握源头注重整体为始终,续诊年余,经复查癌细胞坏死,无扩散病理变化,随访近10年,安然如常,后因年迈多病,死于心脏病。由于近年来接诊肿瘤患者与日俱增,但多数为手术及放化疗之后的患者,其临床证候多属于本虚标实之象,治疗当以扶正为先,调之于肝亦为必要,因肿瘤患者,每有忧思惊恐过度而致肝郁,即由病而郁,应及时予以调治,以防再因郁而致他患,对郁证当首选逍遥、越鞠之类,以使肝调脾健,正气得复,精神愉悦,处于常态。况且女子器官病变应善于治肝,实践证明正是如此。

(7)更年期综合征

更年期综合征属于中医"脏躁""郁证"范畴,一般是指妇女"七七"之后月经逐渐减少,直至闭止不行的"绝经"阶段出现的一系列症状和体征,如月经紊乱、眩晕耳鸣、烘热汗出、面红潮热、烦躁易怒、肢面浮肿等各种症状,称为"经断前后证候",又称"经断前后诸症",现代医学称为"更年期综合征"。现代医学认为本病与卵巢功能衰退,内分泌失调和自主神经功能紊乱有关。徐老认为女子到了"七七"之年,肾气渐衰,冲任虚衰,天癸渐竭,肝血不足,复因疾病、家庭及社会压力导致情志抑郁,肝失调达,疏泄失司,病程日久则阴阳失衡,脏腑气血失调,而出现以肝肾阴虚、心肝火旺、心肾不交为主的一系列证候,徐老在临床治疗上常用调肝解郁配合清肝泻火、滋水涵木、交通心肾之法。同时引导患者正确认识更年期是女性由中年向老年转变的必然阶段,并鼓励患者适当锻炼,调养身心,调整心态,可修复如常。

3.妇科诸病常见治法

(1)疏肝解郁,理气调冲

临床上适用于肝气郁结证,此法在妇科甚为常用,因女性阴柔,多愁易怒,有伤于肝,一旦由此则致失疏泄,失其调达,气机郁滞,经脉不利,血行不畅,冲任受阻,故出现月经不调、痛经、闭经、经行乳胀、不孕、产后乳汁不通、脏躁,治则郁者宜疏,结者宜散,使肝木调达,气机通畅,疏肝解郁,理气调冲。代表方用柴胡疏肝散、逍遥散、四逆散、甘麦大枣汤等。

(2)疏肝健脾,化湿止带

临证时常用于肝郁脾虚证,临床可见月经经期不定、经量异常、带下等,同时伴有胸胁胀满疼痛,纳差,嗳气,大便稀溏,舌质淡、苔薄白、脉弦。本证多因情志不遂,郁怒伤肝,肝失调达,横乘脾土;该证病位在脾,致因在肝,故徐老在治疗上注意疏肝健脾,畅通气机,调理脾胃,化湿止带。常用方剂完带汤、温胆汤、四君子汤加四逆散、参苓白术散等治疗,均可收效。

(3)清肝泻火,调和气血

此法适用于肝郁化火证,本证因情志不畅,忧怒伤肝,肝气郁结,肝郁化火,肝火炽盛则灼伤冲任,迫血妄行,常见月经先期、量或多或少,经色紫红,质稠有块,经行不畅;经前乳房、胸胁、小腹胀痛,心烦易怒,口苦咽干,便干溲黄,舌红苔黄脉数。对此治宜清肝泻火,调和气血,方用丹栀逍遥散、龙胆泻肝汤等加减,即可应手而收功。

(4)滋水涵木,补血填精

临床上常用于肝肾阴虚、阴虚阳亢之证。本证因肾阴虚,肾水不能滋养肝木及气郁化火,内耗肝阴,肝阴不足,阴不制阳,即出现月经不调、月经前后诸症及更年期综合征等,可伴有头目眩晕、眼燥干涩、两颧潮红、烦热多汗、耳鸣咽干、腰膝酸软等,舌质红或绛,苔薄黄,脉细弦而数。针对病机故徐老常采取滋肾养肝,补母壮子之法,方仿二至丸、杞菊地黄丸、大补阴丸、一贯煎等,以达补肝体之目的。

第四章　徐经世治疗中医杂病临床
用药经验研究

一、基于数据挖掘技术的徐经世先生
临证用药规律研究

基于安徽省中医院临床病历数据处理系统,选取徐经世先生近年来所拟处方910首,利用频数分析、关联分析、复杂网络分析等多种数据挖掘技术对其临证用药规律进行深入研究,提炼其临床用药特点及主要学术思想特色,为国医大师学术思想传承与传播提供新思路。

1. 资料来源

基于安徽省中医院临床病历数据处理系统,选取徐经世先生2012年9月至2014年5月诊治的患者610例,共922诊次,筛选整理处方910首。

2. 数据处理

(1)数据预处理:基于安徽省中医院临床病历数据处理系统,提取患者诊断、证型、方药等关键数据,进行预处理,将数据转化为系统可识别代码,建立数据库,利用多维检索分析和展示系统、Weka 3.6.9等数据挖掘软件进行研究。

(2)数据规范化:按照《中药学》《方剂学》内容,对中药、方剂的名称、分类属性进行规范化处理,如"净萸肉""山萸肉"统一为"山茱萸","远志筒"统一为"远志","生军""生大黄"统一为"生大黄","石小""泽泻"统一为"泽泻","沉香曲""沉香"统一为"沉香"等。

3.数据挖掘

(1)频数统计:使用 Business Objects 和 SPSS 对患者中西医疾病诊断、中医证型诊断、中医治法、中药方剂分类属性等信息的出现频次进行统计操作。

(2)关联规则发现:使用 Weka3.6.9 中的 Apriori 算法发现药物与药物之间的关系,从中可以发现可能的药对,为药物加减的判断提供依据。

(3)固定搭配发现:使用复杂网络的 Hierarchical networks 算法发现众多药物中的固定搭配。

(4)核心处方发现:核心处方是整个中药处方中的精髓所在,是体现医生主要学术思想的基本载体,使用复杂网络可分析出核心处方。

4.结果

1)中西医诊断及中医证型分布规律

922 诊次中共涉及中医诊断 62 种,西医诊断 104 种,中医证型 128 种,中西医诊断及中医证型分布前十位,如表 1 所列。

表 1　中西医诊断及中医证型分布情况[次(%)]

序号	中医诊断	频次	西医诊断	频次	中医证型	频次
1	胃脘痛	346(37.5)	慢性胃炎	247(26.8)	肝郁脾虚	381(41.3)
2	痞满	100(10.8)	乙肝肝硬化	150(16.3)	胃气不和	127(13.8)
3	胁痛	90(9.8)	胆囊切除术后	110(11.9)	肝胃不和	117(12.7)
4	郁证	50(5.4)	自主神经功能紊乱	92(10.0)	气机失调	95(10.3)
5	泄泻	45(4.9)	肿瘤术后	65(7.0)	脾虚胃弱	92(10.0)
6	失眠	34(3.7)	颈椎病	55(6.0)	气阴两伤	82(8.9)
7	虚劳	28(3.0)	高血压病	50(5.4)	脉络瘀阻	80(8.7)

序号	中医诊断	频次	西医诊断	频次	中医证型	频次
8	眩晕	22(2.4)	慢性支气管炎	45(4.9)	湿邪阻滞	63(6.9)
9	痹症	20(2.2)	慢性结肠炎	29(3.1)	肝肾亏虚	60(6.5)
10	咳嗽	19(2.1)	类风湿关节炎	20(2.2)	气血失调	58(6.3)

2)中药使用情况分析

(1)中药使用频数分析:910 首处方中共涉及中药 323 味,11 581药次,平均每方 12.7 味药。处方中出现频率在 15% 以上的药物共有 22 味,共计出现 6 594 药次,占全部药次的 56.9%。结果见表 2。

表 2　中药使用频数分析(＞15%)

序号	中药	频数	百分比(%)
1	竹茹	676	53.0
2	酸枣仁	482	52.5
3	绿萼梅	478	48.7
4	石斛	443	44.4
5	枳壳	404	43.2
6	黄连	393	39.7
7	白芍	361	36.8
8	甘草	335	32.6
9	橘络	297	32.0
10	远志	291	31.5
11	合欢皮	287	30.0
12	谷芽	273	26.6
13	北沙参	242	25.9
14	炒丹参	236	23.2
15	陈皮	211	21.5
16	姜半夏	196	21.0
17	天麻	191	18.7
18	桂枝	170	18.5
19	赭石	168	17.4

序号	中药	频数	百分比(%)
20	檀香	158	16.6
21	熟女贞子	151	16.6
22	葛根	151	15.5

（2）中药类别属性频数分析：根据《中药学》教材对所用中药的类别属性进行分类，根据频数分析得出使用前十类药物，并列出每类药物使用最多的前3位代表药物，结果如表3所列。

表3　中药类别属性频数分析

序号	中药属性	使用频数	代表药物
1	补虚药	2380	石斛,白芍,北沙参
2	理气药	1709	绿萼梅,枳壳,橘络
3	安神药	1476	酸枣仁,远志,合欢皮
4	化痰药	1257	竹茹,姜半夏,清半夏
5	清热药	766	黄连,蒲公英,黄芩
6	解表药	703	桂枝,葛根,防风
7	平肝熄风药	420	天麻,赭石,煅牡蛎
8	活血化瘀药	411	桃仁,川芎,延胡索
9	消食药	343	谷芽,焦山楂,麦芽
10	利水渗湿药	256	车前草,薏苡仁,泽泻

3)方剂使用情况分析

（1）方剂使用频数分析：910首处方中除自拟方外，共使用成方56首，使用最多的成方是徐老自拟的消化复宁汤，结果见表4。

表4　方剂使用频数分析(前十位)

序号	方剂	频数	百分比
1	消化复宁汤	354	38.9
2	丹参饮	161	17.7
3	黄连温胆汤	133	14.6
4	黄芪建中汤	72	7.9
5	甘橘汤	47	5.2

序号	方剂	频数	百分比
6	二至丸	44	4.8
7	甘麦大枣汤	36	4.0
8	温胆汤	33	3.6
9	痛泻要方	29	3.1
10	酸枣仁汤	27	3.0

（2）常用药物关联规则分析：关联规则能够发现两事物或多事物之间的关联关系，使用关联规则能够发现药物与药物之间的关系，从中可以发现可能的药对或药组，为药物的加减的判断提供依据。使用 Weka3.6.9 中的 Apriori 算法得到的部分药物关联关系，提取置信度≥50%的药物组合，即为常见的药对和药组。结果见表5、表6。

表5　常见药对分析(置信度≥50%)

序号	频繁项集	项集频数	置信度
1	枳壳,竹茹	384	0.95
2	檀香,炒丹参	145	0.98
3	绿萼梅,竹茹	179	0.86
4	赭石,葛根	141	0.84
5	葛根,枳壳	324	0.80
6	北沙参,石斛	191	0.79
7	陈皮,枳壳	167	0.79
8	石斛,竹茹	150	0.78
9	酸枣仁,竹茹	367	0.76
10	远志,竹茹	215	0.74
11	合欢皮,白芍	181	0.71
12	枳壳,石斛	105	0.68
13	白芍,甘草	158	0.65
14	黄连,枳壳	218	0.55
15	绿萼梅,酸枣仁	252	0.53
16	竹茹,黄连	99	0.50

表6　常见药组分析(置信度≥50%)

序号	关联规则	置信度
1	黄连,枳壳 ⇒ 竹茹	0.98
2	枳壳,酸枣仁 ⇒ 竹茹	0.98
3	枳壳,绿萼梅 ⇒ 竹茹	0.96
4	黄连,酸枣仁 ⇒ 竹茹	0.86
5	竹茹,绿萼梅 ⇒ 枳壳	0.79
6	合欢皮,甘草 ⇒白芍	0.71
7	谷芽,酸枣仁 ⇒ 枳壳	0.69
8	石斛,酸枣仁 ⇒ 竹茹	0.69
9	黄连,酸枣仁 ⇒ 绿萼梅	0.63
10	枳壳,绿萼梅 ⇒ 黄连	0.62
11	竹茹,黄连 ⇒ 石斛	0.6
12	黄连,绿萼梅 ⇒酸枣仁	0.53
13	枳壳,绿萼梅 ⇒ 谷芽	0.50

(3)使用复杂网络分析提取核心处方:通过复杂网络分析发现,徐经世先生临证使用的核心药物为竹茹,一级关联发现三味药为黄连、绿萼梅、酸枣仁,二级关联发现三味药物为白芍、石斛、枳壳,三级关联发现三味药物为远志、橘络、甘草,上述十味药临床使用频率最高,且关联度最高,可提取为核心处方。

5.讨论

名老中医特别是国医大师是中医药学术发展在当代社会的杰出代表,是继承中医传统和实现中医发展的关键人物,总结和继承名老中医临床经验、用药规律和学术思想是丰富中医理论体系、推动中医药学术进展的重要途径,是实现中医药创新的源泉,也是实现中医药薪火相传的客观需求。但由于中医学主要通过望、闻、问、切的四诊合参获取有用信息,做出诊断,许多医学信息的表达、记录具有不确定性和模糊性,且难以量化;治疗上强调"辨证论治",根据"证"的特点可以"同病异治""异病同治",这种

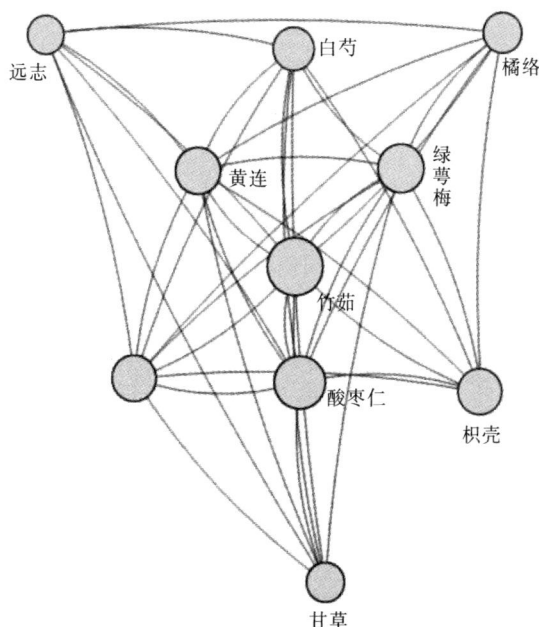

个体化的治疗策略是中医的优势所在,但却给名老中医的学术思想传承带来难度,传统的临床研究方法很难做到全面分析,而数据挖掘技术基于人工智能、机器学习、模式识别、统计学、数据库、可视化技术等,自动分析数据,并进行归纳推理,从中找出潜在的规律和模式,有利于研究者从纷繁复杂的中医临床数据中发现名老中医的用药规律,总结出名老中医在临证用药中蕴含的隐性知识,提炼出临证经验中蕴含的新理论、新方法,实现名老中医学术经验与学术思想在高层次上的传承和创新。鉴于此,本研究即采用数据挖掘技术深入研究徐经世先生临证用药规律,总结和提炼蕴含其中的学术思想。

频数统计结果显示 922 诊次中共涉及中医诊断 62 种,西医诊断 104 种,中医诊断中胃脘痛、痞满、胁痛三病占总病种的58.1%,西医诊断中慢性胃炎、乙肝肝硬化、胆囊切除术后三病共占总病种的 56%,说明徐老临证丰富,尤擅治疗脾胃肝胆疾病,其实在内科杂症治疗中,患者临床症状多样,主诉较多,常常难以确诊为某一具体疾病,徐老也多从脾胃肝胆的角度来分析病情。

中药使用频数分析结果显示排在首位的中药为竹茹,本品确为徐老先生临床所善用。竹茹,又名竹皮,味甘,性微寒,即入胆胃二腑,又归心肺两脏,善开胃郁,降逆胃气,具有止呕和胃、清肺祛痰、通利三焦之功,本品既可调和诸药,功过甘草,又有治疗作用,临床使用有益无弊,一举两得。徐老认为,当今社会,生活水平不断提高,人们喜食膏粱厚味,脾胃虚寒证较少见到,而是以湿热蕴结脾胃之证为多,正和竹茹之证。徐老临床将竹茹用于治疗咯血、痰喘、呕吐、胁痛、胃脘痛、失眠、眩晕、郁证等多种内科杂症,每获良效。临证中又以竹茹为主药,形成了多个习用的药组或药对,常用药组如:枳壳—竹茹,石斛—竹茹,远志—竹茹,黄连—竹茹,酸枣仁—竹茹等;常用药对如:黄连—枳壳—竹茹、枳壳—酸枣仁—竹茹、枳壳—绿萼梅—竹茹、黄连—酸枣仁—竹茹、石斛—酸枣仁—竹茹等。枳壳配竹茹,和胃降逆,清热止呕,消积化痰,宽中利膈,可治胃热痰盛、胃气上逆、恶心呕吐、胸脘满闷等症。石斛配竹茹,共奏清胃热、养胃阴、和胃气、降呕逆之功,清中有补,补中有清,用于治疗胃阴不足、胃虚有热、气失和降所致的饥而不食、反复呕吐或干呕不止、口干烦渴等;对于妇女妊娠恶阻,胃气受胎热上扰而见的恶心呕吐,也宜用之。远志配竹茹,安神益智,芳香开郁,交通水火,开郁畅怀,调和胃气,用治水火不济之失眠颇为贴切。黄连配竹茹,黄连入心,竹茹入胆,心胆并治,可收清心胆、化痰浊之功。

葛根配赭石亦为徐老临床所常用,葛根原本为发散风热药,味甘、辛,性凉,归脾、胃经,有解肌退热、透发麻疹、生津止渴、升阳止泻之功。徐老认为葛根尚具有醒脾和胃、除烦止呕、蠲痹止痛、调节内环、平衡升降之效。赭石味苦,入肝胃心经,具有平肝潜阳、重镇降逆、凉血止血之功。此两味皆是一药多效之良品。徐老常把二者相伍用治胆汁反流性胃炎,取其一升一降,俾使脾胃健而御肝乘,肝不乘而诸病愈。此正乃"升清可以降浊,欲降必先升之"也。另外,徐老在用葛根时必用煨葛根,《本经逢源》云:"葛根轻浮,生用壮阳生津,熟用(煨)鼓舞胃气",且用量大,为30～50 g,超过教科书常用量的2～3倍,未见任何不良反应。只要配伍得当,则平药亦可见奇功。

在方剂使用方面,徐老最常使用和解剂,使用最多的是徐老自拟的消化复宁汤。徐老擅治脾胃肝胆疾病,肝郁脾虚证是最常见的一类证候,患者可见胃脘或胁肋胀痛、腹胀、食少纳呆、便溏不爽、情绪抑郁或急躁易怒、善太息、肠鸣矢气、腹痛即泻、泻后痛减、舌苔白或腻、脉弦等临床表现。徐老认为这些表现都与肝胃不和,脾失健运,湿浊中蕴和疏泄失利有关。根据多年临床经验,以黄连温胆汤加减,创制"消化复宁汤",方中柴胡、郁金入肝经,疏肝理气,助肝脏疏泄功能正常;延胡索、白芍养阴柔肝,配伍柴胡、郁金具有理气止痛之效;苍术、枳壳合用可健脾、燥湿、行脾胃之气,使脾健胃降,湿邪得以祛除,与柴胡相伍,还有舒肝利胆之功;竹茹、黄芩、车前草同伍可以清热、燥湿、利下,引热下行,使热有去处,而竹茹更具协同诸药引药入胃,使胃受纳之功;蒲公英清热利胆,消炎健胃;山楂、谷麦芽化食消积,帮助脾胃运化,使湿邪不能内蕴化热。用药寒热不偏,针对性强。全方合力,利胆调腑,消炎止痛,健脾和胃,具有调中有利、通调结合的作用,为阴阳转枢之剂,临床用之不仅可治慢性胆囊炎,并可治急性胆囊炎、胆石症、胆汁反流性胃炎及胆心综合征等疾病。动物实验研究表明消化复宁汤治疗肝郁脾虚证的作用机制可能与提高实验大鼠血清胃泌素、血浆胃动素含量,促进胃排空,提高小肠的推进功能有关。

本研究通过数据挖掘技术初步分析了徐老临床用药特点,从其用药规律中也体现了徐老临床治疗中医杂病的主要学术思想特色,即"从中调治"的学术思想。"中"即中焦,即脾胃肝胆。脾胃共居中焦,互为表里,胃主受纳,脾主运化,两者之间的关系是

"脾为胃行其津液",共同完成饮食物的消化吸收及其精微的输布,从而滋养全身,故称脾胃为"后天之本"。脾主升,胃主降,相反相成。脾气升,则水谷之精微得以输布;胃气降,则水谷及其糟粕才得以下行。两者在生理上的相互联系,病理上相互影响。脾胃与肝关系密切,早在《金匮要略》中就奠定了基调:"夫治未病者,见肝之病,知肝传脾,当先实脾",肝病在病理上容易传脾,故治脾可防肝传,另肝主疏泄,脾胃升降,两者在气机上相互影响,正常时疏发与升降相因,异常时肝木太过易横逆犯脾胃或疏泄不及土壅木郁,故临床上针对肝胆脾胃同治的法则多为:和胃疏肝、和胃利胆、养胃疏肝、健脾平肝等法,代表方剂有逍遥丸、四逆散、柴胡疏肝散、痛泻要方等。肝为刚脏,主疏泄,性喜条达,而恶抑郁。胆附于肝,内藏胆汁,为"中精之府",其性刚直。在生理上肝胆互为表里,病理上两者关系密切,肝胆常同病。胆汁的化生和排泄都依赖肝的疏泄,肝气郁结,肝胆湿热或蛔虫上扰,虫卵留于胆道,均可导致胆汁排泄障碍,使之积于胆腑,久而成石;亦有脾气虚或肝木横克脾土,使脾虚湿生,加之肝气过盛化火,湿热与胆汁蕴结于胆腑而结成胆石。徐老从中焦脾胃肝胆着手,认为杂病的基本病机在于中焦平衡失调,这种失衡包括气机、阴阳、气血的失衡,治疗上均需"调节",所谓"调节",是使人体阴阳归于平衡,气血得以调和,气机得以调畅,纠偏救弊,是机体在新的基础上达到新的"阴平阳秘"。

二、徐经世先生常用药物研究

1. 葛根

《本草纲目》载:葛根,性凉、气平、味甘,归脾胃经,有解肌退热,透发麻疹,生津止渴,升阳止泻之功。徐老认为葛根还具醒脾和胃,除烦止呕,蠲痹止痛,平衡升降之功效。并将此药广泛用于糖尿病、高血压病、冠心病、神经性头痛、胆心综合征、颈椎病、重症肌无力、慢性结肠炎、痢疾等。现代药理研究也发现葛根含有丰富的黄酮类物质和葛根素,具有保肝、排毒、改善微循环、降压降脂、降糖、解痉、退热、延缓衰老等诸多药理作用。徐老临床常以该药为主,配伍药物主治:①胆心综合征:煨葛根15g,枳壳12g,白芍20g,合欢皮20g,酸枣仁25g,谷芽25g,郁金10g,竹茹10g;②颈椎病(并发高血压病):葛根30g,白芍20g,桑寄生30g,代赭石12g,明天麻15g,夏枯草12g,干地龙10g,竹茹10g,怀牛膝10g等;③冠心病(胸痹):葛根30g,枳壳12g,远志10g,橘络20g,丹参15g,佛手15g,郁金10g,竹茹10g等,每每应效。《本经逢源》云:"葛根轻浮,生用壮阳生津,熟用(煨)鼓舞胃气。"临证遇到面肌痉挛、头晕、胸闷、头昏、泻痢等症时,必取煨葛根,因葛根煨用具有壮阳止泻、解肌之效。《食疗本草》上记载:"葛根蒸食之,消酒毒。"葛根的解酒作用在《本经》《药性论》《本草拾遗》《千金方》等传统医著中均有明确的记载。对醉酒者,取葛根30~60g,水煎服,解酒效果很好。葛根还可以治疗现在的糖尿病(消渴),李时珍认为葛根可以散郁火;张元素云:"升阳生津,脾虚作渴者,非此不除,勿多用,恐伤胃气。"临床上应当适量地选用。

2. 石斛

原植物有五种(金钗石斛、长爪石斛、铁皮石斛、细茎石斛、重唇石斛),多半产于四川、广西、云南等地,而铁皮石斛产于安徽霍山。取以药用,由于品种加工方法不同,通常分为金钗石斛、黄草石斛、小黄草石斛、耳环石斛及鲜石斛。而耳环石斛又名枫斗,为石斛属多植物的茎经特殊加工制成。其性平味甘,入肺、胃、肾三经,功效如《本草》所云:"其性轻清和缓,有从容分解之妙。"话虽简短,但说明其之作用内涵。《纲目拾遗》:"清胃除虚热,生津,已劳损,以之代茶,开胃健脾,功同参芪。定惊疗风,能镇涎痰,解暑,甘芳降气。"如具体来说临床用之,具有滋阴润肺、健脑明目、益精定志、强健筋骨、生津止渴、补虚除烦、调节代谢、抑制病邪、开胃健脾、厚理肠胃等之功。治疗肺热干咳多与枇杷叶、瓜蒌皮、生甘草、桔梗相伍;治疗昼视精明,夜暮昏暗不见物,名曰雀目,多与仙灵脾、苍术为伍。治疗病后虚弱口渴,多与麦冬、五味子煎水代饮。从当今疾病谱发生变化,在内科杂病中不少属于阴虚烦热、阴阳失调的一类病种,拟用石斛配伍为方,颇为切体,可收和缓取胜之效。如配入养益气阴方中则可起到滋而不腻、补而不滞的作用,用于温阳方中又可防止温燥伤阴之弊,而并为消渴(糖尿病)最佳药选。

3. 竹茹

又名竹皮,为禾本科植物淡竹、青竿竹、大头典竹等的茎秆去外皮刮出的中间层。性微寒,味甘,入肺、胃、胆经。根据炮制方法不同本品分为竹茹、姜竹茹和炒竹茹三个种类,具有降逆胃气、止呕和胃、清肺祛痰、通利三焦之功。徐老认为古方云"竹茹性寒,虚寒忌用"有失偏颇。如脾胃虚寒者用姜竹茹则无碍于脾,反可和胃健脾,使胃受纳,以增疗效。竹茹既能调和诸药,功过甘草,又可起到治疗作用,可谓一举两得。历代医籍,屡有记载,早见金匮,首方竹皮丸,治于产后烦呕,后世如竹皮汤、竹茹石膏汤、竹茹橘皮汤等至今均为临床常用。当今社会发展,生活富裕,膏粱厚味在生活中已成日常,脾胃虚寒证似已乏见,一旦为病,多为湿邪化热,郁蕴于内,亦正合竹茹之证。所以徐老临床常将竹茹用于治疗咯血(竹茹有凉血止血作用)、痰喘、呕吐、胁痛(胆囊炎、胆石症、胆心综合征所致)、胃脘痛(胆汁反流性胃炎)、失眠(治痰火内扰、心烦不眠者)、眩晕(包括美尼尔氏综合征)、郁证(忧郁症)诸症。

4. 代赭石

味苦,性平,归肝、胃、心经,《本草再新》:"平肝降火,治血分去瘀生新,消肿化痰,治五淋崩带,安产堕胎。"可见本品具有平肝潜阳,重镇降逆,凉血止血之功。本品主治肝阳上亢之实证,但对于咳嗽上逆,也可选用人参,佐以赭石,两者合用赭石可使参之补益之力下行直至涌泉,而上焦逆气浮火,皆随之顺流而下,更可使下焦真元之气,得人参之峻补而旺盛,吸引上焦之逆气浮火下行,以达到补虚止咳,平衡阴阳之效。又如胆汁反流性胃炎,中医虽无此病名,但按其表现,中医对其病机早有认识,如《内经》有云:"邪在胆,逆在胃。"因胆为六腑之一,宜通宜降,胆汁代谢全赖肝气疏泄,其降以胃气之下行,带动胆汁排泄。若胃气上逆,胆气不疏,湿重则胃气更逆,胆汁排泄不畅,郁而上犯于胃,引起胃病。临证可选代赭石以镇逆胃气,使胆汁顺势而下,以畅气机。《衷中参西录》记载"代赭石能生血兼能凉血,其质重坠,又善降逆气,降逆涩,止呕吐、通燥结",又载"治吐衄之证,当以降胃气为主,而降胃之药,实以赭石为最效",是对本品最好的概述。《别录》中称代赭石能"养血气"。本品主含 Fe_2O_3,其中铁占 70%,氧为 30%,所含铁质促进红细胞及血红蛋白的新生,可见代赭石确有生血之功。代赭石入药宜打碎先煎,若用于降逆平肝宜生用;用于凉血止血宜煅用。《本草蒙荃》载:"孕妇忌服,恐堕胎元。"因其含有微量砷元素,故孕妇慎用,其他患者也不宜久用不殆。

5. 黄连

别名川连。味苦,性寒,归心、脾胃、肝胆、大肠经。有清热燥湿,泻火解毒之效。可用于湿热痞满,呕吐泻痢,黄疸,心烦不寐,目赤吞酸等。现代药理研究黄连有抗溃疡,抑制胃酸分泌,保护胃黏膜,抗炎镇痛和抑菌的作用。临床多用于治疗:①不寐:常用川连合并肉桂、远志、酸枣仁、琥珀、女贞,主治心肾不交之不寐,黄连主清泻心火,以制元盛之君火。犹如《本草新编》:"黄连,入心与胞络,最泻火,亦能入肝。大约同引经之药,俱能入之,而心尤专忍也。"②口腔溃疡(口疮):炒川连合并代赭石、姜竹茹、姜半夏、石斛、陈枳壳。李杲:诸病疮疡,皆属心火。凡诸疮以黄连、当归为君,甘草、黄芩为伍;③慢性结肠炎(痢疾):炒川连合并马齿苋、竹茹、半夏、广陈皮、陈枳壳、木香。《本草衍义》:"黄连今人多用治痢,盖执以苦燥之义。"黄连对于湿热、痢疾一般为首选,并多与木香同用,取黄连治痢,木香调气则后重自除;④反流性食管炎(噎膈、胃脘痛、反酸、胃反):炒川连合并姜竹茹、陈枳壳、炒苍术、姜半夏,该组方实则泥黄连温胆汤之法;⑤慢性萎缩性胃炎伴 Hp(+)(胃脘痛):炒川连合并蒲公英、广陈皮、姜半夏、延胡索。中医以为 Hp(+)多是体内湿热内蕴产生热毒而成,故临床多选用清热解毒的黄连与蒲公英相伍,则有明显的抑杀 Hp(+)的作用。根据临床来看,虽说黄连可以清热,但久用或量大,反而有伤阴之虑,而伤阴之后,阴虚又火旺,反而致热,这就是久服黄连反而火化的意思。因此黄连在使用方面量不宜大。如《本草新编》所云:"宜少用而不宜多用,可治实热,而不可治虚热也。"余临床多用 3 g 左右。另外在《本草纲目》中,李时珍很详细地介绍了黄连的炮制方法,并根据所治脏腑部位的不同,要分别应用不同的炮制方法,临床当正确选用,以获显著效果。

6. 远志

系多年生草本,自生于山野,根由多数细根丛生而成,根皮供药用。其性偏温,味属苦辛。入经有说心肾,有言心脾,而《纲目》所云:"其入足少阴肾经,非心经药也。"按其功效,归于肾经有实践依据的,因为肾为先天之本,安治五脏当先图之于肾。《神农本草经》中记载:"主可逆伤中,补不足,除邪气,利九窍,益智慧,耳目聪明,不忘,强志倍力。"李时珍说:此药服之能益智强志,故有远志之称。其应用之广,功效之多,概括起来可归纳为"安神益智,芳香开郁,通行气血,理肺化痰,举陷摄精,交接水火"。具体主症,可治健忘、梦遗、失眠、忧郁、胸痹、耳鸣、自汗、盗汗、咳嗽等。如健忘则以远志用于归脾,六味地黄、枕中丹等方中,即可应效；即使梦遗、失眠、忧郁诸证，治当交通水火，制约相火，使水火相济，开郁畅怀，远志寓于方中收效更捷，而用于胸痹更为切体，因其能通行气血，苦于入心，为开胸蠲痹之一良药；用于耳鸣，配左磁丸、还少丹为之要药；自汗可入黄芪建中或玉屏风之中，盗汗法则伍于生脉六味为宜，用治咳嗽也为上药。按咳嗽病位在肺，而致因有外感、内伤之别，并有寒、热、虚、实之分，要治愈此证，首先需要深知肺之生理特性，中医认为肺为华盖，阖辟之脏，主司呼吸，以降为顺，并认为上焦如羽，非轻不举，肺喜宣通，而恶壅塞，故治疗用药宜轻而不宜重，重则易过病所，这是在临床首先应注意的一个问题，今用远志一药即好之此意。因远志能阖能辟，善理肺气，使肺叶之阖辟纯任自然，用之使呼吸于以调之，痰涎于以得化，则咳嗽得以止矣。若以甘草辅之，诚为养肺要药，伍以桔梗，更为有效之剂。从药理分析，其能祛痰止咳，是由于远志含植物皂苷，能刺激胃黏膜，以其反射性地增加支气管的分泌，故有祛痰理嗽的作用。不过会往往可引起轻度恶心，但也无防，只要配用姜竹茹以和胃气即可。同时远志还有安脏腑之称，因为其有酸敛之力，如入肝能敛辑，入肾能固涩滑脱，入胃又助生酸汁，促进食欲，入心则定志安神，入肺能理肺止嗽，使肺阖辟自然。真可谓和平纯粹之品，无所不宜也。远志的炮制方法亦有多种如：制远志、蜜远志、朱远志、炒远志，《雷公炮制论》："凡使先须去心，若不去心，服之令人闷。"

7. 荷叶梗

即藕秆。味苦，性平，归肝、脾、胃经，有解暑、清热、理气化湿之效。主治暑湿，胸闷不舒，泄泻，痢疾，淋病，带下等病。《本草再新》言其有"通气消暑、泻火清心"之效。临床运用此药，体会颇深，总结其功用有三：其一，此物生长于暑夏之际，消暑利湿甚好；其二，本品气味轻清，能泻火解暑；其三，此物中通外直，气味相求，故用通气之功。每多作为热性疾病的药引之用，效果颇著。

另有一物名曰荷叶,与荷叶梗同出一物,运用却略有差别。鲜荷叶,味苦,性平,具有清热解暑、升发阳气之功,古人谓其能并发胆中清气,以达脾气,故临床常用其治疗脾虚气陷,或感暑湿之邪而症见便溏者,凡临床有口渴便溏者,每以为引获效明显。二药同为引,然适应症状却各有所长、各有所重。

8. 合欢皮

本名乃树之皮,可安和五脏,令人欢乐,故名合欢皮。又《本草拾遗》云:"其叶至暮则合,故云合昏。"味甘、苦,性平,归心、肝经。有解郁安神、活血消肿之效。主治失眠、心神不安、内外痈疡,跌仆损伤。《本经》:"主安五脏,和心志,令人欢乐无忧,久服轻身明目,得所欲。"《本草述录》:"补阴气,宁心志,解欲结。"可见合欢皮对心神方面有明确的治疗效果。现代社会节奏快,压力大,长久就会出现各种神经和心理方面的疾病,故临床上失眠、抑郁、癔症、狂躁症患者比比皆是,此外,还有许多疾病亦是由心理疾病发展而来。如治疗失眠(不寐)者,多配伍酸枣仁、石斛、秫米、炒川连;治疗抑郁症(郁证)患者多配伍竹茹、远志、杏桃仁、郁金、酸枣仁、远志、琥珀;治疗癔证患者多配伍姜竹茹、姜半夏、广橘络、木蝴蝶、广郁金。《分类本草性》云其可"消瘰疬",临床亦选用治疗甲状腺功能亢进症,多合姜竹茹、姜半夏、大贝母、煅牡蛎、夏枯草、黄药子共用。至于临床用量余多以 20 g,非此不足以应效,书中虽云皆不出 15 g,但临床不可为书中之论所缚。正如《本草求真》所言:"合欢,气缓力微,用之非止钱汗可以奏效,故必重用久服,方有补益怡悦心志之效矣,若使急病而求治即欢悦,其能之乎?"

9. 北沙参

为伞形科植物北沙参的根。味甘、苦,性微寒,归肺胃经。体质轻润,可升可降。《得配本草》:"补阴以制阳,清金以滋水,治久咳肺痿,皮热瘙痒,惊烦,嘈杂,多眠,疝痛,长肌肉,消痈肿。"故其有养阴清肺、益胃生津之效。主治燥伤肺阴之干咳痰少,咽干鼻燥,肺痨阴虚之咳嗽,热伤胃阴之口渴舌干,食欲不振。现代药理研究其有镇咳祛痰、抗肿瘤之用。临床上主要用于如下疾病的治疗:①发热:北沙参20 g,春柴胡10 g,炒黄芩10 g,生石膏15 g,嫩青蒿15 g,温病最易伤津耗气,故发热方中均加用沙参益气阴;②治疗肺燥咳嗽:北沙参20 g,代赭石15 g,杭白芍30 g,栀子炭12 g,贯众炭20 g,熟女贞15 g。此外亦用于喘证、痞满、胁痛、消渴以及肿瘤疾病后期的康复治疗。现代可以选其治疗肺结核、急慢性支气管炎、小儿肺炎等。北沙参因其与南沙参功用相似生于北方故名,然其与南沙参有所区别:《本草逢源》:"沙参,有南北二种,北者质坚性寒,南者体虚力微。"张秉成《本草便读》:"沙参,甘寒入肺,清养之功逊于南,其润降之性南不及北。"临床当仔细鉴别,恰当选用。

10. 仙鹤草

为蔷薇科植物龙芽草的地上部分。味苦、涩,性平,归肺、肝、脾经。具有收敛止血,补血调经,除湿止痢,杀虫解毒之效。《滇南本草》:"调经妇人月经或前或后,红崩白带,面寒背寒腰痛,发热气胀,赤白痢疾。"仙鹤草具有显著的止血之功,临床上所见吐血、咯血、刀伤出血等均可选用仙鹤草。本品苦燥涩敛,有除湿热、止泻痢之功,故常用于腹泻、痢疾,尤以久泻久痢为宜。现代药理研究其有杀灭绦虫和抗肿瘤作用,据此可以用其治疗滴虫性阴道炎和肿瘤的术后。常用安中扶正汤(仙鹤草10~20 g)用于各种恶性肿瘤术后及后期的调治,该汤剂有扶正安中,滋养化源之效。对于仙鹤草用于肿瘤术后另一解为:肿瘤多采用放化疗术,会导致血小板减少,而仙鹤草有提高血小板之效,可见肿瘤术后采用仙鹤草配伍各种补气养血之剂,会使效果事半功倍。

11. 生黄芪

味甘,性微温,归脾、肺二经,气薄而味浓,可升可降,阳中之阳也,无毒,专补气,入手太阴、足太阴、手少阴之经。其功用甚多,有补气升阳,补土生金,以养化源之功。其补气之功甚著,非他药所及。临证若见脾胃气虚或过食膏粱厚味,脾失运化者,都可选用生黄芪,因生黄芪补而不滞,补中有消,炙黄芪则滞之,有碍于脾,故临床以生用为好,临床常用剂量为 15～30 g,可用于低血压、贫血、白细胞减少症、颈椎病、神经衰弱、糖尿病、眩晕、慢性胃炎、胃下垂、瘿病、类风湿关节炎、功能性子宫出血、心肌缺血、心律失常、脱肛、内脏下垂、慢性支气管炎、慢性肾炎、脑血管后遗症等,症见气虚为主,或清阳不升,或中气下陷,或气虚血亏,或气不摄血,或气虚血滞,或水湿内停,或气虚卫外不固,或气虚中寒等引起者,皆可应用本品。徐老常用黄芪辨证组方主治有:①慢性胃炎胃脘痛:黄芪 20 g,桂枝 10 g,白芍 20 g,白术 15 g,陈皮10 g,山药 20 g,砂仁 10 g,绿梅花 20 g,炙甘草 10 g,煨姜 5 g 等。临床见效明显,可以仿效。②类风湿关节炎肢体疼痛:生黄芪30 g,桂枝 5～10 g,白芍 30 g,熟女贞 15 g,桑寄生 30 g,鸡血藤15 g,生薏苡仁 30～50 g,甘草 5～10 g 等。③颈椎病眩晕(低血压者):生黄芪 30 g,煨葛根 30 g,白芍 20 g,桑寄生 30 g,茺蔚子 15 g,白芷 10 g,竹茹 10 g 等。

12. 三七

首载于《本草纲目》,被称为"金不换",《本草纲目拾遗》:"人参补气第一,三七补血第一,味同而功亦等,故人并称人参三七,为药品中最珍贵者。"蜚声中外的中成药云南白药,即以三七为主要原料制成。一般采收 3 年以上的三七,8、9 月采收的称为"春七",质量好,产量高。味甘苦,性温,归肺、胃、心、肝、大肠经。《文山中草药》:"生用止血散瘀,消肿止痛;熟用补血益气,壮阳散寒。"三七可用于治疗各类出血证,如吐血、咳血、血淋、大肠下血等,其止血作用用于治疗眼前房出血,外伤性玻璃体积血都有显著效果;此外,三七还可用于治疗跌打损伤,如果因运动或劳动致身体受到外伤,可服三七粉化瘀止痛。三七也是妇科良药,凡临床见血瘀经闭,痛经,产后瘀血腹痛均可选用三七,如《衷中参西录·药物》:"治女子郑家,月事不通。"对三七的认识不可局限于上述功效,其亦是一味补益良药,凡血虚头晕或气血虚弱者都可以服三七配伍其他药物或食疗方法共补之。三七的功效现在越来越被更多的药理研究所证实:其有抗动脉粥样硬化,改善脑缺血,提高免疫力,抗肿瘤,抗衰老,控制血糖、血脂和胆固醇等功效。

三、徐经世先生常用药对研究

1. 葛根与代赭石

葛根原为解肌退热透发升阳之品,但尚具有醒脾和胃、除烦止呕之用,配代赭石取以入肝胃而重镇降逆,二者相伍则一升一降,俾使脾升胃降胆汁顺应而不逆流,则胃部炎性症状即可得解。这正是按照互行生尅之理,其病虽在胃,治当抑肝,以御木乘,方可使胃和而安,若以胃治胃则焉能安矣。对用葛根时必以煨之,如《本经逢源》有云"葛根轻浮,生用壮阳生津,熟用(煨)鼓舞胃气",且用量可大至 25～50 g,看来已超过教科书常用量的 2～3 倍。未见任何不良反应,只要配伍得当,则平药亦可见奇功。

2. 黄连与红豆蔻

在临床上治疗慢性胃炎、消化性溃疡等疾病,若患者出现呕逆或吐酸水之证,喜用黄连配红豆蔻。《素问·至真要大论》云"诸逆冲上,皆属于火","诸呕吐酸,暴注下迫,皆属于热",可见,呕逆吐酸证皆为火热上冲所致。黄连味苦,性寒,入心、肝、胃、大肠经。红豆蔻味辛,性温,归脾、胃经,《别录》载其"主温中,心腹痛、呕吐、苦口臭气"。假借左金之意,取红豆蔻散寒燥湿,醒脾和胃,佐黄连以辛通苦降,抑制肝木,如是寒相配,则呕逆吐酸可止。临证中凡遇到患者因胃热出现呕逆吐酸之证,用红豆蔻 10 g,黄连3 g,疗效胜于左金。当然,须配其他药物辨证施治。

3.薏苡仁与蒲公英

蒲公英性寒,味苦、甘,能清热解毒、散结消痈、利尿。《本草新编》载:"亦泻胃火之药,但其气甚平,既能泻火,又不损土,可以长服久服而无碍。"薏苡仁健脾渗湿、清热排脓、除痹。《本草纲目》有云:"薏苡仁阳明药也,能健脾,益胃。"二者相合,最善清热利湿,消痈排脓,祛湿而不生热,清热而不伤脾胃。临症中,笔者常取蒲公英与薏苡仁相配,用于治疗证属湿热蕴结胃肠而致胃肠溃疡,获效良多。早在《金匮要略》一书中,仲圣就用苡附子败酱散以治疗阴证肠痈,遂仿其意,选用具有清热解毒、消肿利湿之蒲公英与薏仁相配,以清热利湿,消肿止痛。因薏苡仁效力缓和,用30 g的生薏苡仁配伍 20 g的蒲公英,则足以见其功效。

4.杏仁与桃仁

桃仁味苦、甘,性平,入心、肝、大肠经,擅破血行瘀,润燥滑肠。杏仁味苦,性微温,而入肺、脾、大肠经,擅止咳平喘,润肠通便。《本草便读》云:"桃仁、杏仁,其性相似,一入肝经血分,一入肺经气分。"可见桃仁入血分,偏活血;杏仁入气分,偏行气,相配伍,一气一血,气血皆得行矣。二者皆为辛润苦降之品,可润腑通窍,调畅气血,下气通便。对于临床上常见的肠枯便燥,气血瘀滞诸证时,常用桃仁、杏仁各 10 g,每每用之,收效显著。

5.黄芪与仙鹤草

黄芪乃治虚证之要药,擅于补气升阳,以阳求阴,补土生金,以滋养化源,其补气之功非其他药所能替代。仙鹤草又名脱力草,如《滇南本草》有云:"治贫血衰弱,精力痿顿。"用之既可补虚回力;又其味酸,性涩,功善收涩止血,用之以收止血之功,一药两用。黄芪补气,佐以仙鹤草以养血,二者合用,气血皆得补,则"气中有血,血中有气,气血相依,循环不已"。黄芪有生炙之别,生用补而不滞,补中有消;炙用则滞之,有碍于脾,故对肿瘤术后调治者应以生用为宜。一般在治疗"虚损"诸证时,用生黄芪 30 g,仙鹤草 20 g,药虽平淡,而收效颇著。

6.麻黄与熟地

在临床上治疗"阴疽""鹤膝风"诸证时,可用麻黄配伍熟地来进行治疗。麻黄入肺经,有发汗、平喘、利水之功;熟地入肾经,有养血滋阴,补益精髓之效;二者一肺一肾,肺肾兼补。且麻黄乃辛温发散之品,熟地乃味厚滋腻之品,但二者相制而用,既制约了麻黄的温燥又制约了熟地的厚腻,如《外科证治全生集》中所述:"麻黄得熟地而不表,熟地见麻黄而不腻。"由此可见二者配伍可以制其短而展其长,有补而不滞,温散而不伤正的效果。在临床应用时,因麻黄发汗力较强,为防其伤正,用量不宜过大,一般用麻黄 3 g,熟地 12 g,即可达到温经养血、散寒通脉的治疗效果。

第五章　徐经世先生学术访谈

一、谈中医内科临证思路与方法

1)徐老,您是中医内科大家,临证时对各科杂病都能明辨病机,游刃有余,但当代青年中医师真正能够运用中医药理论来诊疗疾病且疗效确切者并不多。对青年中医师来讲,如何做好中医临床? 请您指导!

中医是一门应用很强的学科,所研究的对象是人,包括正常人和患者,研究正常人的目的在于指导人们养生保健,预防疾病,也就是中医强调的"治未病";研究患者是为了更好更快地为患者解除痛苦,使人体恢复健康。无论中医如何发展变化,它的核心始终是"以人为本",这就要求我们学习中医,一定要能够解决人们的健康实际问题才行。也正因如此,中医才能传承数千年而不衰,代有新知。如何才能做好中医临床? 我觉得应从以下几个方面着手:

(1)树立中医信念:这里包括两层含义,一是在中医临床学习与实践中,牢固树立中医姓"中"的坚定信念,在临床中要勇于应用中医理论解决实际问题。倘若缺乏坚定的中医信念,没有顽强的学术自立精神,没有刻苦钻研的学习态度,没有高度的历史使命感和社会责任感,就无法成为一名合格的中医师,更不要奢谈大医精诚了。作为年轻中医师要将自己的命运同中医的命运紧紧联系,做铁杆中医,坚决捍卫中医学术尊严,树立学术自信,坚决抵制各种反对中医、玷污中医,甚至取消中医的言论。另一方面是坚信中医的本质是"整体观念"和"辨证论治",不偏不倚,中正持衡,才能步入中医之门,登堂入室。任何以偏概全,过分强调"扶阳"或是"滋阴",都是不足取的,只会让思维陷入狭隘之境,最终将不利于自身水平的提高,阻碍中医学术的发展。

(2)培养中医思维:现代青年中医师大多数都是长期工作在病房,对于本科室范围内病种的诊疗已经有了自己固定的思路与诊疗方案,出于各种原因,这其中真正运用中医药来处治疾病的可能为数不多。因此,在中医学习过程中,应把重塑中医思维放在首要位置。首先要放下所固有的思维定式,真正地运用中医的思维方式,从中医的角度来审视和处治患者,这样就会更容易接受老师的诊疗思路与方法。中医思维的重塑,不是一两天就能够达到的,要通过温习中医经典和接受中国传统文化尤其是古代哲学的熏陶,潜移默化。这远不止跟师三年就能完成,需要平时不断地自我督促,是一个终身的学习过程。正如程钟龄言"医道精微,思贵专一,不容浅尝者问津;学贵沉潜,不容浮躁者涉猎"。

(3)熟读中医经典:中医有着几千年的发展历史,是中国人民长期同疾病做斗争的极为丰富的经验总结,先辈医家留下大量的经典著作,这些宝贵的文字是中医理论之渊薮,是经过几千年临床实践检验的宝贵经验。历代名医无一不娴读经典,并反复实践而有出新意,或承袭先贤之旨,创立新说;或发皇古义,融会新知,推动中医临床学术的不断发展,造福人民。熟读中医经典,不是墨守成规,而是薪火传承,在中医这个独特的理论实践体系中,必须在继承基础上才能发展创新,没有继承就谈不上创新。

2)中医经典很多,该如何选择,如何研读才能提高学习效果呢?

我想学习中医经典要本着"学以致用"的原则,在"熟"与"思"上下功夫。

所谓"熟",即反复研读,"书读百遍其义自现"。中医经典向来文字古奥,或是遵儒家之意,惯用春秋笔法,读经典首先要过文字关,了解成书年代的文辞用法,又要通晓古代朴素的唯物辩证观哲学,于无字处用功。如仲景《伤寒杂病论》一书,其理法方药具备,高度体现了中医辨证论治的思维方式,不可将此书看成仅治疗伤寒的专著,正如柯琴所言:"原夫仲景六经为百病立法,不专为伤寒一科,伤寒杂病治无二理,咸归六经节制。"如《伤寒论》里关于厥阴病的提纲是这样描述的:"厥阴之为病,消渴,气上撞心,心中疼热,饥而不欲食,食则吐蛔,下之利不止。"反复研读,你会发现条文中描述的临床征象都属于肝胆脾胃的范畴,其中"消渴、气上撞心、心中疼热"等症当责之于肝胆郁热,而"饥不欲食、食则吐蛔、下之利不止"等症则当求之于脾胃虚寒。受此启发,近年来我提出了"肝胆郁热、脾胃虚寒"的病机理论,经过临床实践证明,此理论对于指导临床用药,解决中医诸多疑难杂病开辟了新的思路。而《金匮要略》中所论杂病的理法方药亦可运用于所列病种以外的疾病,如我在临床上常以"桂枝加龙骨牡蛎汤"治疗自汗、盗汗等症,用"甘麦大枣汤"治疗失眠及心悸,用"黄芪桂枝五物汤"治疗痛痹,用"白虎加桂枝汤"治疗热痹等,所以读书宜灵活,不可拘泥。

所谓"思",指要谨守"学而不思则罔,思而不学则殆"之诫。读经典,要着重领会其精神实质,古代医学典籍众多,精粗并存,读书时需潜心细品,去粗取精,认真体会,获得真知。需要注意经典的时代背景,不能用现代思维方式去苛求经典中直观朴素的描述,读经典贵在学习古代医家的辩证思维方式,既能不苛责古人,又不死于句下,也不必过度解读,牵强附会,始终要从中医基本理论角度去理解,如研读《素问·至真要大论》中著名的"病机十九条",不需在条目数量上纠缠,而是要领悟其归列病机的原则,从而在临床运用时有所凭执。

3）中医从根本上讲是一门实践科学，除了研读经典，勤于内科临床也是十分重要的，对吗？

是的，古诗有云"纸上得来终觉浅，绝知此事要躬行"，要想学好中医，勤于临床尤为重要，特别是对于中医内科的学习非要下一番苦功不可。中医内科是临床各科的基础，内科杂病的证治体系包括了以外感六淫、内伤七情、饮食劳倦等为主要内容的病因发病学；以脏腑经络、气血痰湿等为主要内容的病机辨证学；以整体调治、标本缓急，正治反治和八法为基本法则的治疗学，这些理论都是临床诊治各科疾病的基础，是继承历代医家的学术思想与医疗经验的必修课。当今内科分科越来越细，专治一病，深入研究而成为专病名家，是当代中医发展的趋势。然而专病的提高，仍在于全面掌握，广泛涉猎，由博到专，这正是专的前提。

然而中医临床之难，也难在内科。随着社会进步、科学发展，乃至人们生活水平的提高，人文环境及大自然变化，疾病谱发生了更变，目前内科所接触的病种，多半是杂病，有的属于疑难病症，多缠绵难愈，或因病邪峻厉，或因正气不支，或因病情复杂，宿疾而兼新病，内伤而兼外感，寒热错杂，虚实互见。认识其病因、病机应从中医辨证论治出发，结合临床实践和独特经验进行分析，强调合理分型，严谨立法，清晰辨证，处方用药融入自己独特的经验，将多种治法有机结合，从而充分体现中医治疗疑难杂病的特点和"秘要"之所在。

中医始于临床终于临床，"质而无文其行不远，文而无质其行不久"，中医的发展同样需要有"文"有"质"，其"质"即是临床疗效，任何空泛地把中医文学化、哲学化、玄学化都是在给中医掘墓，唯有立足临床，提高临床水平，才能够使中医真正地传承发展下去。

4）在中医内科诊疗中您的基本诊疗思路是怎样的？

我认为在中医内科诊疗中，脏腑辨证是基本方法，要做到"知常达变,临证求知"。所谓知常达变,就是为医者当先知人身之常,方能知病之所在,明太过与不及,治之有法度,祛病而复正,在杂病的诊疗中有所准。对治杂病首先要注重脏腑生理病理的演变,临证察机,知常达变,以复其平。

如治肺系疾病,应牢记肺为清虚之脏,主司呼吸,具宣发肃降之能,用药上应注重"翕辟",敛散结合,复肺之宣发肃降;但也注意"非轻不举",认为肺系疾病首以"咳嗽",虽由肺失宣肃所致,但其病因病机多端,绝非理肺一端所能概之。《素问·咳论》曰:"五脏六腑皆令人咳,非独肺也",可知心、肝、脾、肾各有咳嗽之症,不过假途肺耳。这又告之为医者临证审症求因,治病求本,不可以偏概全,千篇一律,而忘中医辨证论治之妙处。

治肝系疾病,应熟知肝体阴而用阳,主司疏泄,喜条达而恶抑郁,治疗上宜条达肝气,柔养肝体同施;针对肝系疾病的治疗,我曾总结出 32 字,即疏肝理气,条达木郁(逍遥、四逆、温胆之类);理脾和胃,和煦肝木(归芍六君、芍药甘草等);补益肾水,清平相火(一贯煎、二至丸等);活血化瘀,燮理阴阳(燮枢汤、三阴煎之类)。治脾胃疾病,当知脾喜燥恶湿,胃喜润恶燥之性,升清降浊之能。所谓脾宜升则健,胃以降则和之理,因此用药上要注意"升降",又需注意"升降"平衡,防止过位;治心系疾病重"通养",温通心脉,益养心阴则谓之正法;治肾系病重"补泻",实中有泻,泻中有补。

临证之时应立足于中医理论对人体正常生理状态进行全面把握,四诊合参并结合现代医学诊断对疾病症状体征作中医分析,善于把握主要病机,治疗上注重人身整体气机的调节,借药石之偏性,因势而发,适可而止,重视个体化诊疗,以求真知。我们今天内科的诊疗手段仍以四诊(望闻问切)为依据,看起来好像很简单,但确有科学性,特别在四诊中望与问尤为重要,切脉为四诊之末,是前者对应,通过四诊所得,进行综合分析,即可辨明虚实寒热,在表、在内、定性、定位,所以病证的明辨,即使有现代医学的诊断技术，但只能心知其意，吸其之长，最主要还是以四诊为准，而在此中最关键要熟知脏腑之间关系，正如清·唐容川所说："业医不知脏腑，则病原莫辨，用药无方。"可见从事内科临床必须明晰脏腑，方可知常达变，诊治自如。

5)您觉得在中医内科诊疗中最重要的思路和方法是什么？

我觉得在中医诊疗中最重要的思路和方法就是辩证思维。辩证论治是中医精髓，蕴含着朴素的"辩证法"思想。《素问·至真要大论篇》中"谨守病机，各司其属，有者求之，无者求之，盛者责之，虚者责之，必先五胜，疏其血气，令其调达，而致和平"即已明言。在内科杂病诊疗中，常常会遇见一些慢性病，机因复杂，可谓虚实夹杂，寒热互见，上寒下热，下虚上实，外热里寒，里热外寒等征象不一而足，临证难以明辨。面对这种复杂的情况，我仍提出杂病调中，以平为期，临证需特别重视"双向调节"的重要性。

（1）虚证者先调其中：多种内伤杂病，病程迁延，多脏受累，病程日久往往诸虚俱现，虚多实少。以虚证为主者应按照叶天士"上下交损，当治其中"的方法，从脾胃入手以治虚损，正所谓"五脏皆虚，独治脾胃"。因脾胃为后天之本，气血生化之源，五脏六腑皆禀气于脾胃，脾胃一虚俱无生气。虚证者首先当调理脾胃，中气得复则化源充盛，诸虚久病便可迎刃而解。先辈有言"治慢性病、疑难病若懂得培土法，常可峰回路转，得心应手"。正所谓"善治脾胃者，即可以安五脏"是也。

（2）久病者理气解郁：慢性疾病，迁延不愈，易于出现情绪焦虑，日久可致气机郁滞，发为郁证，这在女性患者中较为多见。郁证有因病而郁或因郁而病者，两者病程虽有不同，但皆以气郁为先，渐致湿、痰、热、血、食等诸郁。正如《素问·举痛论》所指"百病生于气。"《丹溪心法·六郁》中提出"气血冲和，万病不生，一郁怫郁，诸病生焉，故人身诸病，多生于郁。"可见久病忧思，气机失常，则气机郁滞，气郁日久，由气及血，变化多端，引起多种症状,治疗上当以解郁为主,配合心理疏导,这也符合现代医学"生理—心理—社会医学"模式。

(3)灵活变通,以效为度:诊病的过程,最终的落脚点在于取方用药,清代喻嘉言曾有"病千变,药亦千变"之说,这不是漫无边际的乱变,而是以解决临床问题为根本,以临床疗效为检验标准的"变",临证贵在圆活变通,把握主次,权衡利弊,标本兼顾,突出中医辨证论治的灵活性和原则性。还有要注意药物的选用,不论药对之宜,还是生制之异,唯求协同以增其效,制约以矫偏颇。仲景而下,历代名贤所立方剂不下数万余,出入加减,皆示人随机应变,灵活变通,不泥于古。所谓不泥于古,就是要认识疾病谱的变化,很多疑难奇疾前未所见,需要努力探索,寻求有效方法,解决患者疾苦。内科杂病病因病机复杂,往往需要打破常规,另辟蹊径,在遣方用药及用量方面也要缜密思考,既要到位,又不可过量,要配合得宜,结构合理,取得以少胜多、一药多效的作用。实践告诉我们,研究古方绝不能一成不变,按图索骥,方药之效,全在变通。

内科疾病的证治体系包括了以外感六淫、内伤七情、饮食劳倦等为主要内容的病因发病学;以脏腑经络、气血痰湿等为主要内容的病机辨证学;以整体调治、标本缓急,正治反治和八法为基本法则的治疗学,这些理论都是临床诊治各科疾病的基础。在此基础上,各科的发展要有自己的思路,以提高自我,发展学科建设。

二、从临床医案谈如何论治杂病

1)请您谈一谈中医内科诊疗的现状

随着社会经济水平的提高,人们养生保健意识日益增强,对中医抱有极大热情,未病、已病者求治于中医日益增多,显示出中医的影响力,由此当需注意临床疗效,以满足人民医疗的需求。随着医学的发展,时代的要求,中医大内科已分解为多学科、多病种的建设体系,现在有很多成为专科名家。刻下从事大内科工作者越来越少,现存者多为高龄老人,而在门诊第一线,更是为数不多。如何做好中医大内科的传承是摆在我们面前的一个重要课题。如何在大内科层面上传承与建设,是值得大家思考的问题。

2)您认为中医内科发展难在哪里?

中医之难,难在内科! 中医内科是临床各科的基础,是继承历代医家的学术理论与临床经验,并结合现代临床实践中所取得的新经验、新认识,系统地阐述内科疾病的辨证论治、理法方药的一门临床学科,内科疾病的证治体系包括了以外感六淫、内伤七情、饮食劳倦等为主要内容的病因发病学;以脏腑经络、气血痰湿为主要内容的病机辨证学;以整体调治、标本缓急、正治反治和八法为基本治则的治疗学,这些理论都是临床诊治各种疾病的基础。在此基础上,各科的发展要有自己的思路,以提高自我,促进学科建设。

我为什么说中医之难,难在内科? 因为内科以整体观去认识疾病的发生,在治疗中虽有八法可循,但迂有疑难奇疾,若举常法,往往无济于事,必须另辟蹊径,而取“兼备”以及反治,并用和平轻剂以起重症,这则是治疗方法中的高超境界。所谓“反治”一法,其源在《内经》,诸如“热因热用”“寒因寒用”“通因通用”“塞因塞用”“上病取下”“下病取上”“左病治右”“右病治左”“欲升先降”“欲降先升”等,都是反治法的具体应用。反治是一种更具艺术性的配伍应用方法,但临证时要仔细析疑,一丝不苟,对疾病的认识,不但要了解现在症状,还需顾及过去病情,更要预测未来症状及其转归。因此在立法选方用药时,要能做到主次分明,既击中本质,又顾及现象,可见内科之难是也。

3)对青年中医师来说,如何做好中医临床,提高临床疗效呢?

对青年中医师来说,要想做好临床,提高疗效,必须要躬身践行,着力临床。中医是一门理论与实践紧密结合,诊疗体系完整,临床疗效确切的医学应用科学,是在不断地临床实践中继承和发展的。虽然随着现代医学的发展,中医诊疗疾病的阵地有所萎缩,临床中医师不去运用中医思维方式临证治病,固然有客观原因,但仍需责于本身,我认为这都是中医信念不坚定所致。要做好中医临床,首要前提是要有坚定的临床信念,树立中医自信,敢于在临床实践中运用中医临证思维去处理疾病。不过要提高诊疗水平,必须要回归经典,但研读经典又要在实践中升华,在学习中要牢记"只学不问,无以启思;只问不学,无以明理",此对学习求知,提高临床可为明旨。中医的生命力在临床,没有临床就谈不上中医。所以现在反复强调要做中医,多做临床,反复临床。说明中医必须从临床着手,这是中医发展的原动力。

4)请您举几个典型案例给我们谈谈对于杂病该如何论治?

内科杂症病种繁多,病机复杂,加之时代不同,疾病谱发生变化,作为一名中医者,如不具有习古知今的知识,即使从事多年的临床中医,也很难应对疾病的变化。所以要做到"心知其意,不为所囿",把现代医学所指的依据作为我用,以中医的自身理论思维去处理疾病,这样方可反映出中医疗效的真实性和可靠性。今用案例的形式来谈一谈杂病论治:

（1）发热

王某,男,64 岁,巢湖临湖镇人。患者以石匠为业,久劳伤肺,而致胸闷背痛,时而闷咳少痰。由于病延日久,症状逐渐加重,近两年每到夏秋交接之际则出现持续性恶寒发热,体温高达 39.6℃,热后汗出而不得解,持续多热。因在当地诊疗无效,故延求于我。其主症:口苦溲黄,口渴喜冷饮,饮食少进,体软乏力,舌红,苔滑,脉弦数。胸片提示：右肺尖部陈旧性结核，右中肺野外带斑片状模糊阴影。结合脉证，系由热毒内伏，邪及少阳，木火刑金，肺失宣通所致。予以和解少阳，清热肃肺法为治。处方：南北沙参各12 g，柴胡12 g，黄芩10 g，炙桔梗10 g，嫩青蒿15 g，连翘壳10 g，生石膏15 g，淡竹叶10 g，杭麦冬12 g，土鳖虫10 g，鲜芦根20 g，生甘草6 g。药进一周，身热得解，诸症悉减，唯舌苔未退，故守原方，去石膏、麦冬、竹叶，加冬瓜仁15 g，佩兰梗10 g，车前草15 g以化湿清利，药后临床痊愈。

按：本案患者有肺结核病史，病延日久，加之久劳伤肺，近年来每至夏秋则现恶寒高热，发作有其规律性，此即中医温病理论中所谓"伏气"所指。"伏"者，乃温毒深藏于内，移时而发。温者为热，内伏温毒，往往多发于夏秋之际。况且本例病根在肺，而肺主燥，为秋之当令之气，又兼于暑，则出现口渴欲饮，大汗不已，此正是暑伤于气之征象。而患者恶寒发热，口苦溲黄，饮食少进，则病属少阳，如《伤寒论·辨少阳病脉症病治》云："少阳之为病，口苦咽干目眩也。"又《伤寒论》小柴胡汤证中有"但往来寒热，默默不欲饮食"为主症，故将此案病机概括为热毒内伏，邪及少阳。其治法宜清透热毒，和解少阳，拟予竹叶石膏汤合小柴胡汤出入，最合法度。因其每至夏秋之际发作，故嘱其超前服用，近两年未见复发，可告痊愈。

（2）唇风

方某，男13岁，合肥人，患者为过敏性体质，易感咳嗽，5年前出现口唇破裂，渐次加重，红肿流血，影响生活学习。经医院皮肤科诊治多次，用药罔效，前来要求用中药治疗。视其唇周红肿伴有瘙痒，舌红苔燥，脉细数，按其证型，乃系心脾积热，风毒上炎，证属唇风。予以祛风透邪，宣热解毒之剂口服。处方：鲜生地8 g，赤芍9 g，连翘10 g，蝉衣6 g，防风10 g，黄芩10 g，野菊花12 g，蒲公英15 g，飞青黛2 g，生军3 g，人中黄10 g，另以羚羊颗粒1包，每日两次。二诊：药进一周，病未得减，反而加重，大便干燥，每天

2～3次,舌红苔薄,脉来细数,考虑病机无疑,虽未应效,但仍应遵守不更,再进一周,定可收效。果然如此,药后症状减轻,又连服两周,局部病灶消失如常,随访现已基本痊愈。嘱其仍需忌服辛辣之品,防止复发。本案能取胜,关键在于认证自信,无须改弦更张,在上方只做小动,去赤芍,加山栀、荷梗,以加强清上导热之力,其他未作更改,这是处置疾病能否收效的关键。

按:"唇风"又名"驴嘴风",明代陈实功在《外科正宗·卷四》提到"唇风,阳明胃火上攻,其患下唇发痒作肿,破裂流水,不疼难愈。宜铜粉丸泡洗,内服六味地黄丸自愈"。唇风是因风热湿邪外侵,或脾胃湿热上壅,上蒸口唇所致,以口唇红肿、痛痒,日久破裂流水,或脱屑脱皮,或有嘴唇不时响动为主要表现的口腔疾病。本病多见于西医学所指慢性唇炎和继发性感染性唇炎。口唇糜烂是湿疹糜烂型唇炎的主要特征。中医认为,口唇之疾,当从心脾着手,和清肺肝。热积经久,必蕴而为毒。取方用药,以景岳玉女煎合导赤散加减出入,清心、泻脾、解毒,确为治疗本病之良法。他如人中黄、青黛、蒲公英、玄参,皆为清热解毒而设,若湿热较甚者,王氏甘露消毒饮亦属两方,可随其证而择之。

(3)癃病

患者,孙某,24岁,合肥人。其素体虚弱,长期尿潜血3个加号,检查示原因不明,平时有淋漓不尽之感,用力则又腰酸,而大便恶臭,排解费力,时带有黏滞,所见症情历有多时。刻诊:口干发黏,饮食尚可,唯夜眠易惊,足心多汗,舌红,苔黄腻少津,脉弦滑,以脉症相参,系由阴虚夹湿、阴络受损、湿邪阻滞、腑气失利致使前后二阴失其所常,如以脏腑论之,二者均属于腑,但前阴又隶属心肾,后为肠腑,上联于胃,还与肺相表里,其均为排除污物作用,需要保持通畅,方可使人体生命处于常态,一旦失常则病生也。然二者既有共同点,又有不同之处,因前阴上联心肾,为水火之脏,应为相济,如产生病理变化,往往首见小溲异常。今所见症情,前阴系心肾失交,后为脾弱胃强,从治疗而言,因系属不同,当分两途,异途同归。故针对病机予以交通心肾,清热凉血,醒脾和胃,荡涤秽浊。方药如下:北沙参20g、鲜石斛15g、蒲公英20g、连翘10g、炒川连5g、远志筒10g、五谷虫15g、生军炭3g、琥珀粉6g、灯心草3g、白茅根20g、鲜荷梗1尺许为引以导热下行,通利下窍。荷叶、荷梗为夏令暑热病最佳药选,不可小觑。经诊两次,随机加减,药后前来告之,除宿有尿潜血未愈,其他恢复如常。

以上略取三例,均以中药收效,从中说明审症求因、辨证论治的重要性,而杂病的病因、病机都是脏腑生理、病理变化的反映,所以要明辨脏腑,辨证施药,方可应对杂病,做好临床。

中医药是一个伟大宝库,少些浮躁,真正采用科学的态度去深入研究才是正道。在大的时代背景下,大家凝心聚力,共同思考,共同努力,准确定位,坚信中医药会进一步焕发勃勃生机,为"大健康"服务。

三、"肝胆郁热,脾胃虚寒"病机理论的形成与临床运用

1)您是基于何种情况提出"肝胆郁热,脾胃虚寒"这一病机理论的?

关于"肝胆郁热,脾胃虚寒"这一病机理论,并不是凭空想象出来的,我们可以从前贤所立诸方中找到相关的内容,诸如仲景半夏泻心汤、黄芩黄连干姜人参汤、黄连汤,以及后世黄连温胆汤都是寒热并用,均是肝脾同治之例。多年来我通过对中医学肝胆脾胃相关病症以及诸多慢性疑难杂病发病机因的探求,发现很多疾病在发生、发展的过程中,表现出"肝胆郁热,脾胃虚寒"寒热交错并存的病理状况,或以肝胆郁热较甚,或以脾胃虚寒为重,所以就明确提出"肝胆郁热,脾胃虚寒"这一病机概念,用以指导临床。

2)您可否对此病机理论进行具体的阐述?

我觉得要对这一病机理论深入理解的话,首先要对肝胆脾胃四者生理病理的相关性有明确而系统的认识。肝胆脾胃四者之间,生理相用,病理相因,而非各自为用,独立存在。肝主疏泄,脾主运化,胃主受纳,脾胃的纳运功能有赖于肝气疏泄作用的协调,如唐容川云:"木之性主于疏泄,食气入于胃,全赖肝木之气以疏泄之,而水谷乃化。"若肝气郁结,失其疏泄,必病及脾胃,影响脾胃纳运而出现各种肝脾不调、肝胃不和之症。反之,肝木又有赖于脾土的滋培。脾胃为后天之本,一有损伤,不能生气化血,气血不足,阴阳失衡,五脏六腑皆受影响,肝脏亦不例外。故赵羽皇指出"盖肝胃木气,全赖土以滋培,水以灌溉,若中土虚则木不升而郁",出现土不荣木,土衰木横之象。此外,胆腑藏泄胆汁的功能与脾胃升降关系密切,胆气的升发疏泄,有利于脾胃升清降浊,而脾胃升降纳运有常,胆气才能升清,胆腑才能藏泄有度,排泄胆汁,所谓"土气冲和,则肝随脾升,胆随胃降"。若胆胃升降失于协调,则可出现胆胃同病的病理变化。肝胆脾胃四者之间不仅在生理上联系密切,而且病理制化亦互为相关,故临床上出现肝胆脾胃四者同病的状况甚为常见。

3)"肝胆郁热,脾胃虚寒"病机的形成及影响因素是什么?

在"肝胆郁热,脾胃虚寒"的病理状态中,两者并不是单独存在,互不相干的,而是相互影响,相互制化所形成的复杂的病理因素。但寒热犹如冰炭,两者又如何会同时兼存,而非寒随热化,热随寒化? 从以上肝胆脾胃之间的生理特性及病理制化来看,肝为刚脏,喜条达而恶郁滞,且体阴而用阳,临床多郁而易热。脾为阴土,喜燥而恶湿,其病多湿而易寒。而胆胃与肝脾互为表里,其病理变化亦多如此。期间或因胃为阳明燥土而出现腑实不通的情况,但多为外感热病使然。而对于诸多内伤杂病而言,肝胆脾胃四者之间的病理则多从"肝胆郁热,脾胃虚寒"的性质转变,出现寒热交错,又各居其位,相互格拒的状态。

在诸多内伤杂病中,气机郁滞首当其因。朱丹溪谓:"气血冲和,万病不生,一有怫郁,诸病生焉,故人身诸病多生于郁。"而"郁"者,又先责于肝胆。肝主疏泄,喜条达而恶抑郁。且肝主谋虑,胆主决断,人的精神情感、思维决策多受其左右,故肝胆之气多郁滞。肝为将军之官,体阴而用阳,其性急而动,若郁滞日久必从火化,耗血劫阴,而见口中干苦、心烦易怒、失眠多梦、头痛眩晕等郁火内炽,肝阳上亢之候。而肝胆郁滞,失于疏泄,必影响脾胃的纳运功能,脾胃纳运失健,升降失宜,寒湿内生,阻遏气机而胀、满、呕、痛、泄诸症丛生,最终出现肝胆郁热,脾胃虚寒,寒热交杂并存之势,正如叶氏所言"肝为起病之源,脾胃为传病之所"。东垣有云:"内伤脾胃,百病由生","百病皆由脾胃衰而生也。"脾胃乃后天之本,气血生化之源,五脏六腑之枢纽。若脾胃受损,寒湿内生,纳运失常,气血化生不足,肝体失其柔养,肝木条达之性有失,则郁而为病。再者,脾胃受伤,升降失权,清阳无以升,浊阴无以降,从而影响肝胆的升发疏泄,肝随脾升,胆随胃降的生理无以运转,则出现肝胆郁滞,气郁化火,而形成"肝胆郁热,脾胃虚寒"的病理机制。

谈到影响因素,我认为随着时代的变迁,生活习惯、生活环境及自然气候的改变,人类的疾病亦发生了很大的变化,许多疾病如糖尿病、冠心病、肥胖症、肿瘤等诸多现代疾病,虽在古代亦有见之,但远非如今之普遍。沿流溯源中医学发展的历史,上从张仲景《伤寒论》以辛温回阳为主导,下则李东垣的"脾胃论",朱丹溪的"阴常不足,阳常有余",张景岳、薛立斋之"温补脾肾",以及叶、薛、吴、王的"温热理论",皆是根据当时具体的人文、地理、社会、生活环境的改变而相继出现的不同的医学流派理论和观点。而从当今社会来看,人们生活的环境、生活方式、精神状态都发生了较大的变化,诸多新的病种开始出现,疾病的致病机因亦出现新的变化,其中"肝胆郁热,脾胃虚寒"病机则成为引起临床诸多疾病的主要致病机因,故而我对"肝胆郁热,脾胃虚寒"病机的提出,正是为了适应这一新变化而进行的。

4)对"肝胆郁热,脾胃虚寒"病机理论,在临床上应如何去辨识,治疗之时有无成方可据?

"肝胆郁热,脾胃虚寒"病机所表现的症候较为繁杂,但从临床所见,主要表现为胃脘胀满冷痛,饮食不振,多食,饮冷即胀,嗳气吞酸,口中干苦,但喜热饮,或口舌生疮,口中秽臭,或胁满刺痛,或烦躁易怒,不寐多梦,或面部烘热,易发痘疹,或头晕目痛,或咽部不利,似有痰阻,或月经紊乱,经前腹痛腹泻,乳房胀痛,或手足不温,或大便稀溏、干稀不一,小便偏黄,舌偏红、苔薄黄微腻,脉细弦或数等。临床但见一二症便是,不必须悉具。

其常见病证则包括胃脘痛、呕吐、痞满、胁痛、泄泻、吞酸、呃逆、黄疸、积聚、鼓胀、眩晕、头痛、厥证、不寐、郁证、梅核气、惊悸、瘿瘤、乳癖、乳核、痤疮、风疹、湿疹、女子不孕、小儿疳积等,故临床涉及"肝胆郁热,脾胃虚寒"病机的病证极为广泛。

针对临床诸多疾病所表现的"肝胆郁热,脾胃虚寒",寒热交错并存的病理特点,若单以苦寒之药清解郁热,则恐伤脾胃阳气,有碍纳运;而独以辛温之品健脾暖胃则又惧助热伤阴,以生他患,临床用药较为棘手。唯有寒热并用,方为得法,故古人辛开苦降之法是治疗"肝胆郁热,脾胃虚寒"病机的基本法则。叶天士指出:"辛可通阳,苦能清降",其中"通阳"即温通胃中阳气,宣化寒湿;"清降"即清泻肝胆郁热,降逆和胃。但就"肝胆郁热,脾胃虚寒"病机而言,此法却另有新意。"辛"者,有辛温、辛香之别,辛温可健脾暖胃,燥湿散寒;辛香则可疏肝理气,行气解郁。而"苦"者,有酸苦、苦寒之分,苦寒既可清泻肝胆郁热,亦可通降胃腑;酸苦则能直折肝胆郁火且养肝阴。从具体的临床实践来看,用辛开苦降之法治疗具有"肝胆郁热,脾胃虚寒"病机的诸多疑难杂病,其疗效多较为显著。

在中医学古籍文献中,具有辛开苦降用药特点的方剂为数众多,而仲景半夏泻心汤则群冠诸方,历来为医家所推崇。本方原为仲景治疗"伤寒下之早,胸满而心下痞者"而设,后世许多伤寒注家解释其所治痞证乃脾胃虚弱,寒热互结之痞。但寒热似如水火,不可能同结于一处,或同时存在于某一脏腑,而对于"肝胆郁热,脾胃虚寒",寒热交错同时并存的情况却符合临床实际。从肝胆脾胃之间的病理制化来看,"肝胆郁热,脾胃虚寒"的病理状况可使四者之间的气机升降失常,该升不升,该降不降,以致气机壅滞,浊邪内生而出现心下痞结的症状。故柯韵伯认为:"半夏泻心汤名为泻心,实则泻胆也",此说虽不尽其然,却已窥得其中寓意。但"古方不能尽后世之病,后人不得尽泥古人之法",故后世医家亦根据当时具体情况,创立了许多辛开苦降、寒热并用,独具疗效的方剂,如李东垣枳实消痞丸、朱丹溪越鞠丸、左金丸、小温中丸以及陆延珍的黄连温胆汤,皆具辛开苦降之法,是临床治疗"肝胆郁热,脾胃虚寒"行之有效的方剂。

我吸取古人制方特点并结合个人临床体会,拟定治疗"肝胆郁热,脾胃虚寒"病机的基本方药:竹茹、陈皮、藿香梗各 10 g,炒白术、枳壳、石斛各 15 g,清半夏 12 g,绿梅花、白芍各 20 g,炒黄连 4 g,煨姜 5 g,谷芽 25 g。此方取半夏泻心汤、黄连温胆汤之意,以枳壳、陈皮、半夏、煨姜、藿香辛温燥湿、健脾暖胃。其中藿香芳香辟秽,临床与石斛、黄连等清热养阴之药相伍,可除口中秽臭;而煨姜温而不燥,既不若生姜辛温宣散,又不如干姜温热伤阴,于脾胃虚寒,肝胆郁热者用之最宜;炒白术、谷芽以健运脾胃;石斛养阴生津而无寒中碍胃之弊;黄连、白芍合用,酸苦涌泄,直折肝胆郁火;竹茹清泻肝胆,降逆和胃,脾胃寒甚者可以姜制;绿梅花芳香悦脾,疏肝解郁,较之柴胡有升无降则更切合病机。全方用药体现了温燥有度,苦寒适宜,寒不犯中,温不助热的用药特点。

在这里我想说一下,虽然姜只有一种,但根据病位的表里上下之不同,经过特定炮制则效用各异,如病位在表时,多用生姜,取其解表之用;病位在里,又当分上、中、下:在上,用干姜配五味子,宣肺敛咳;在中,则取煨姜,其性温而不燥,既直接起到温中作用,又避免了燥伤于胃之弊;而病居于下,特别是女性宫寒又见血漏者,取用炮姜炭,则能起到暖胞宫兼止血的双重疗效。可见用药取效在于应变,面对临床应如何应对,贵在思考。

5)如您所言,"肝胆郁热,脾胃虚寒"病机其临床表现多端,且同时可伴有其他诸多变证,故临症时怎样才能做到识同辨异,加减化裁,收到满意疗效?

在具体运用之时,要注意"辨兼证化裁""辨变证化裁""辨寒热轻重化裁"与"辨因果关系化裁"。如肝气犯胃、胃脘疼痛者,加檀香、丹参、蒲公英;嗳气吞酸、呃逆呕吐者,加代赭石、红豆蔻;肝火内炽、心烦易怒、不寐多梦者,加酸枣仁、合欢皮、琥珀、淮小麦、甘草;肝气不舒、胁满刺痛者,加金铃子散;肝胆郁滞、升降失常、胃腑不通大便不畅者,加杏桃仁、瓜蒌仁;肝胆郁滞、脉络不通、手足不温者,加桂枝、白芍;肝强脾弱、大便痛泄者加防风、薏苡仁、扁豆花;胆热脾湿相互胶着而见全身黄疸者,加茵陈、车前草、赤茯苓、赤小豆;郁火上扰、头晕目痛者,加天麻、炒菊花、珍珠母;咽部不利、似有痰阻者,加甘青果、木蝴蝶。

临床上"肝胆郁热,脾胃虚寒"病机常致痰阻、瘀滞而引起其他诸多变证,故亦当详辨用药,如痰甚者加胆南星、贝母、白芥子、竹沥、天竺黄、僵蚕、白蒺藜等,瘀甚者加红花、赤芍、丹参、川芎、王不留行、益母草、三棱、莪术、土鳖虫、地龙、穿山甲等。以上诸化痰、活血之药,可视脏腑病位、寒热、虚实而选用,但最终不能离开"肝胆郁热、脾胃虚寒"这个总的病机。此外,肝胆郁热,耗伤肝阴者,加熟女贞、甘枸杞、北沙参等。

"肝胆郁热,脾胃虚寒"病机所表现的临床症候寒热轻重不一,其用药亦需细辨。如肝胆郁热较重者,应以苦降为主,温通为辅,可去煨姜,加黄芩、焦山栀、龙胆草等;若脾胃虚寒较著者,则以温通为主,苦降为辅,方中去石斛,加吴茱萸、砂仁,甚则熟附亦可入用。

导致"肝胆郁热,脾胃虚寒"病机形成的因果关系不同,其用药亦各有侧重。如由肝胆郁滞,木乘土位,而使脾胃纳运失健,虚寒内生者,应着重治疗肝胆,木平则土自健,柴胡、郁金、香附、沉香、合欢皮、玫瑰花等皆可选用,此类药同具舒肝悦脾之功,于病情最符;若脾胃受损,纳运失健而致土壅木郁者,又需以扶土为主,参、芪、枣、草、茯苓、山药、焦三仙皆可选入,所谓土旺则木荣。

近年来,"肝胆郁热,脾胃虚寒"病机已逐渐成为临床诸多病证最为主要的致病机因之一,特别是在许多慢性内伤杂病中,其临床表现多有寒有热,夹虚夹实,而辨证则如千丝万缕,毫无头绪,但以"肝胆郁热,脾胃虚寒"病机理论来指导临床用药,却多能取效,这对于解决中医诸多疑难杂病开辟了新的思路。"肝胆郁热,脾胃虚寒"病机理论的提出,不仅丰富了中医学理论,而且对于指导中医临床实践,提高中医临床疗效,具有重要的实际意义。

四、谈发热症的中医治疗

1)随着现代医学的高速发展,西医学在发热症的治疗上取得了巨大成绩,而中医学历经两千多年的发展,对发热症的治疗同样具有独特的疗效,但作为青年中医师如何才能把握发热症的中医治疗空间?

中医治疗发热,有典可据,有验可寻,惜之如今从医者对其已鲜有问津,缺乏经验是问题所在。青年中医师的当务之急应着力于理论梳理,事而躬行,理论是基石,是指导实践的依据,所以没有可靠的理论是难以做好临床的,两者互为补充,缺一不可。发热一病,《内经》有旨,仲景明以六经,脏腑主辨识,至金元刘河间《素问玄机原病式》,倡"六经皆从火化",阐发火热病症脉治,创立脏腑六气病机,玄府气液理论,指导温热、瘟疫的防治;而时至清初叶天士《外感温热篇》问世,针对温热病的传变,提出"卫气营血"辨证机理及吴鞠通"三焦辨证"的确立,温热病的主论已臻于完善。然发热一症可由内外诸多疾病所引起,既有外感,又可涉及内伤,明代王节斋所著《明医杂著·发热论篇》直言:"世间发热症类伤寒者数种,治各不同,外感、内伤乃大关键",并以季节的气候转变,因时有异,而提出不同的用药以临证治宜,为中医治疗发热症奠定了坚实的理论基础。凡青年中医师需博闻多思,梳理中医治疗发热一症的理论要点,并从人体的内外进行客观的分析,依据六经、脏腑、卫气营血的生理病理的理论指导临床,方能把握发热症的中医治疗空间,但青年中医师亦须深知"理可顿悟,事要渐修",做好中医临床必须久经磨炼,方可做到有胆有识。

2)您临证数十载,对发热一症的治疗经验颇丰,请您谈谈您对发热一症的病因病机及治疗有哪些新的认识?

中医治病贵在于"变",所谓"变",即根据病症的证候、体征及舌脉,考虑是按"六经",还是"脏腑"或"卫气营血"去辨析,但就发热机因而言,个人认为既要考虑到"六经""脏腑"辨析,又要着眼于"卫气营血"与"三焦"的辨析,因为发热往往既有三阳表证,又有脏腑的牵连症状,如治一患者,其"伏邪"在肺,外感高热,呈寒热往来之势,而观其症,胸痛掣背,咳痰黏稠,口渴喜饮,每发于夏秋之际。针对症情系属少阳不和,阳明燥热,上蒸于肺,当即予以小柴胡合竹叶石膏之剂,三服得解。可见中医治病难在"识证"。因为一证自有一证之因,一病自有一病之机,而"因"又有外因内因之分,外为六淫之邪,内为七情、劳倦,对于论治则有八纲、八法之旨。但临床有识,贵在知常达变。

今临证有获新识,对发热一症的机因,认为外因易辨,内因非简于七情、饮食劳倦所伤,拟须着力于其之定性、定位。因为发热一症,从内伤而言乃由内热而起,又分虚实,虚为功能紊乱,实为隐疾内伏。若以病位,个人认为,其每出于肺系、肝胆,因二者从所居体位及其生理特性来看,一旦产生病理变化,均易于发热。对于内伤疾病临床通常以七情论证,它是用"肝、心、肺、脾、肾"对应"木、火、土、金、水",为脏腑赋予五行的功能及属性,脏器之间也被赋予五行之间的动力学关系,由此一切内伤病理都是以此而推演之。有感于以往关于内伤发热的辨识过于抽象,窃以为从"伏邪"论之,较为切体,在此提出以求共识。

3)您提到内伤发热的辨识应从"伏邪"论之,其具体含义是什么,对于目前发热症的临床治疗有何指导意义?

"伏邪"于内有分虚实,对于中医伏气致病的观点一直存在着较大的争议,考阅文献,"伏邪"学说应溯源于《内经》,至明代以前皆依据《伤寒论》之言,称为"伏气",明代末年,吴又可在《瘟疫论》中创造性地称之为"伏邪",所言"伏"就是隐匿、潜伏;"邪"是指随着气候变异所产生并有一定毒性的致病因素,这种毒素的内存于中,一触即发。清代刘吉人的《伏邪新书》所云:"感六淫而即发病者,轻者谓之伤,重者谓之中。感六淫而不即病过后方发者,总谓之曰伏邪。已发者而治不得法,病情隐伏,亦谓之曰伏邪。有初感治不得法,正气内伤,邪气内陷,暂时假愈,后仍作者,亦谓之曰伏邪。有已治愈,而未能除尽病根,遗邪内伏,后又复发,亦谓之曰伏邪。"故以"伏邪"作为内伤发热之因,以补充传统所言七情、劳倦所致之憾。今从临床所观,"伏邪"致病颇不少见,总之,伏邪于内有分虚实,虚为内脏功能紊乱,热邪伏内,触之则引发为热;实者多由实质性病理变化而诱发热。如今肿瘤患者所出现的不规则发热,亦属"伏邪"范畴,临床运用"转枢少阳,清透膜原,清热解毒,益气养阴"诸法,治疗均可收应手之效。

4)发热一症可由内外诸多疾病所引起,既有外感,又有内伤,您以为外感发热具体辨治如何?

发热由外因所致,当按六淫而鉴之,但又需结合四时气候去识别,故分冬春、夏秋及秋燥,言夏则有暑湿、暑热、疰夏、伏暑之说,如此论治,取方用药即可信手拈来。今以四季而论,冬春受邪发热,需根据体征区分"横受"和"直入"。"横"为六经,首犯太阳,表现为畏寒微热或兼头痛,予以参苏饮、桂枝汤加减可矣;"直入"则不宜此法,其多是由口鼻而入肺系,轻为上感,重为"风温"(大叶性肺炎)之类,按传入途径,应从卫气营血去识别病之深浅,其发热程度有见高热,以病势,防止逆传,治需"快捷",对于其类发病的原因,在临床上既要看到外邪传入,又要考虑病患有无隐邪,正虚邪入;若病为"风温",其发热则属外寒伏内热,取用麻杏石甘汤最为切体。至于夏秋发热,首需鉴别是暑重于湿还是湿重于暑。暑(热)重者,表现为口渴心烦,自汗、溲黄而脉虚数,病势较轻者,用清暑益气汤;若是湿重于热,则多身热不扬,头痛困重,胸膈满闷,呕吐、腹泻等,藿香正气合香薷饮之类即可;而暑温又非如此,一般都可以出现高热口渴,脉现洪大,应急予白虎汤方,旨在以西方金水而退暑热,若偏于虚烦者,予以竹叶石膏汤合人参白虎;另有"疰夏"一症,病见入夏则发热不止,热度不高,多见于小儿,西医称之"夏季热",此由素体虚弱,感受湿温,伤津耗气,湿邪困脾所致,治宜益气清暑,健脾化湿,方用王孟英"致和汤"或生脉合三叶加味(太子参、青蒿、麦冬、大青叶、鲜荷叶、鲜竹叶、生薏苡仁、大麦、甘草、扁豆花之属)。不过对于湿邪侵犯为湿温病,治法要以透、化、渗、清进行分解,因湿邪黏腻重浊,最难骤解,如湿在上要透化,在下要渗,对热要清透,光清不透,只透不清则湿也难解,这是对湿邪和湿热的认知和论治原则。

时至秋令,有因夏日感受暑湿未发病者,至时而起身热,则谓之"伏暑"。其状类疟疾,正如《素问·生气通天论篇》所云"夏伤于暑,秋必痎疟"。治分气、营,在"气"宜清暑化湿,入"营"当清营泻热,药以沙参、青蒿、连翘、荷叶、蝉衣、扁豆花、竹叶、滑石、郁金、鲜菖蒲根等开窍防闭。而秋之当令,还有"秋燥"一证,发热新起,病发于肺,因肺主秋主燥,人若卫气不固或起居不慎则易感燥邪。本病新起邪在肺卫,有凉燥、温燥之分。治疗凉燥以苦温为君,佐以辛甘;温燥则以辛凉为君,佐以苦甘。同时应将润燥寓于其中,方可顺应而愈。常用南沙参、银花、连翘、黄芩、桔梗、柴胡、蝉衣、杏仁、板蓝根、冬桑叶、甘草等。临证思维当须随机应变,顺应而治。

5)刚才您对外感发热的辨治要点阐述已十分详尽,那么您认为内伤发热又当如何辨治?

内伤发热致因复杂,既有器质性的,也有功能性的,病起多端,虚实交错,寒热互见。一般以低热较多,病程较长,朝轻暮重,但因"伏邪"所诱起发高热者,亦为常见。如临床见一患者高热入营,余以安宫施治而获救,患者身孕数月,发热薪起,时高时低,缠绵不解,后虽顺产,婴儿不日即夭折。产后体温渐至40℃左右,住入省级某家医院,拟诊为恶性组织增生症,经治疗高热仍持续不降,热入营分,神志不清,渐呈深度昏迷,二便失禁,医院处于无药可治,临危无救,通知出院办理后事。因其与我同乡,家属连夜至我家中求治,心怀恻隐之意,以探视之名前往,视其脉症,当属热入营血之"热闭",急以凉开,药选"安宫"丸,最为切体,遂取安宫牛黄丸两枚,嘱其分四次连夜服下,次日清晨家属来告,患者已热退神清,人事可知,二便复常,故按病势转机,继投益气养阴,清营除余(邪),药以汤剂连服旬日,后主以饮食调治,恢复如常。本例以"安宫"而化险,因为其之药效具有醒脑开窍,清热解毒,芳香开郁,透邪外达之功。本方虽为高热入营所设,但也可用于湿毒内伏而生低热的患者,收效亦佳,可谓一方多效之明证。又肿瘤术后,常呈本虚标实之势,稍有不慎则易发热,有时高达39℃以上,并现时高时低反复发作,图以抗生素治疗往往难以收功,故求治于中医。对于此类发热，临床多半出现寒热往来或热久伤营，邪伏于内而难外出，故治疗当本着扶正祛邪，邪去正安的原则，方以小柴胡合青蒿鳖甲饮出入，若余毒内伏加用水牛角以清热解毒，即可达到热退身安，还以羚羊颗粒治高热也出奇效。我认为对肿瘤患者的术后发热，不管病位在脏在腑，均应顾护中州，扶益胃气，切不可以峻烈猛逐之药，试图一举收功，不仅热势无减，反而会加重病情，缠绵不解，对于这类情况时有接触，应引以为戒。

我认为发热分高热、低热，高热其势陡然，低热多渐次而至，但这类发热，非属特发性，没有传染性。其病因有外淫、内伤(伏邪)之别，而之病机当以六经脏腑卫气营血进行辨证论治，正如临床所见风温(大叶性肺炎)、热厥(恶性组织增生症)、疔疮(脓毒败血症)、伏邪(高热)等高热患者，灵活运用论治法则而均获全效，虽属个案，但也可以说明发热一症，中医仍有自己的空间。在这里要看到中医看病多属个体化，同样的病，在一个患者身上看得好，不一定在另一个人身上也能看得好。如大师周仲英教授要求后学者从事临床要注重个体化，既是对患者又是对医生。他指出医生的个体化包括基本知识、基本技能、临床经验，说明医生的个体化非常重要，不可忽略。由于对发热一症的治疗，即使依靠西医，而在不同的情况下，只要我们能够主动出击，还是有自主空间，治好一个病，就会带来更多的社会影响。可见问题在于思考，实践更得真知。

五、谈糖尿病前期的中医认识及防治定位

1)随着生活水平的不断提高，生活模式现代化以及人口日趋老龄化，我国糖尿病发病率迅猛增长，糖尿病前期作为糖尿病的后备军，亦成为人类常见病、多发病之一，您对糖尿病前期的病因病机是如何认识的？

糖尿病前期病名归属于中医"脾瘅"，源于《素问·奇病论》。我在临床发现大多数糖尿病前期患者都有形体肥胖或超重，或腹

部肥厚,或见倦怠乏力,大便或黏或溏,或大便干结,舌淡红或淡白,边有齿痕,苔腻,脉濡或滑证候。因脾胃同属中焦,"中焦如沤",二者共同参与机体新陈代谢。脾胃为后天之本,是人体十分重要的脏腑,共营受纳与运化的功能,胃主受纳水谷,有"水谷之海"之称,是津液、宗气、糟粕所出之处,是气血的根源,又称"气血之海";有津液气血才能灌溉五脏六腑而生荣卫,故又称"十二经之海","五脏六腑之海"。人体的气血津液均由脾胃化生而成,若脾胃受损则气血津液生化乏源,正气亏虚从而无以抵御病邪,最终导致疾病的发生,正如《脾胃论·脾胃盛衰论》所云:"百病皆由脾胃衰而生也。"胃肠受纳水谷饮食,经过腐熟及吸收,转化为精微物质(血糖),若脾失健运,脾气不能散精以濡养五脏六腑、四肢百骸,精微物质(血糖)不能为机体利用,则会出现代谢失衡现象,如糖耐量异常,这也是糖尿病前期的一种临床类型,主要表现为患者餐后高血糖,进而逐渐发展为糖尿病前期。糖尿病前期的出现与饮食结构关系非常密切,若过食肥甘厚腻,易于产生内湿,因脾喜燥恶湿,内湿犹如一张无形之网困遏脾气,导致脾不能发挥正常运化水湿和运化水谷的生理功能,进而酿生湿热逐渐进展至糖尿病前期,其病机并不完全是脾胃自身亏虚所致。

糖尿病前期病位在胰腺,与脾(胃)密切相关。其病机主要有以下方面:《素问·奇病论》指出:"夫五味入口,藏于胃,脾为之行其精气,津液在脾,故令人口甘也,此肥美之所发也,此人必数食甘美而多肥也,肥者令人内热,甘者令人中满,故其气上溢,转为消渴。"《素问·通评虚实论》和《医门法律》认为,过食肥甘及饮食失节均可致脾胃积滞、气机不畅、湿热内蕴、津液消耗而发病。清代张志聪著《侣山堂类辨》曰:"有脾不能为胃行其津液,肺不能通调水道,而为消渴者。人但知以清凉药治消,而不知脾喜燥而肺恶寒。诚观泄泻者必渴,此因水津不能上输而惟下泄故尔。以健脾之药治之,水液上升,即不渴矣。故以凉润治渴,人皆知之,以燥热治渴,人所不知也。"陈修园亦赞同张氏的论述,认为脾虚是消渴之主要病机,治疗上当以健脾化湿为主。

2)您对糖尿病前期的治则治法是如何认识的?

针对糖尿病前期共性核心病因病机,我提出糖尿病前期中医的基本治法是"健脾化湿法"。糖尿病前期是"脾虚→湿盛→燥热→阴虚"发生发展的过程,着重从脾胃入手,强调对中焦进行诊治,突出了病机之本。中医学早在《黄帝内经》中就有关于脾瘅治疗方法的记载,如"治之以兰,除陈气也"。《金匮要略·消渴水气小便不利脉证并治》中记载了张仲景将人参、茯苓、山药等健脾之品加入白虎加人参汤、瓜蒌瞿麦丸中,开创后世补益脾气治疗消渴之先河。糖尿病前期的主要病机为脾气亏虚,不能正常地将水谷精微"游溢精气,水精四布",从而导致高血糖,以此制定了糖尿病前期的基本治法以补脾益气为主。

3)您对糖尿病前期患者有临床有效的基本处方吗?

根据患者临床表现特点,糖尿病前期大多属于"脾虚湿盛"证。因脾为后天之本,气血生化之源,脾主运化,即人体所摄入的所有饮食物质,都须在脾的运化功能下消化吸收及代谢。脾虚运化失司,不能输布津液则见口渴,脾气亏虚不能为胃行其津液,胃失濡润,胃燥阳亢,消杀水谷,则消谷善饥,脾气亏虚则水湿不化,清气不升,水谷精微随湿气下趋,下注小肠,则纳呆便溏,渗入膀胱,故小溲频数量多而味甜;气血不足,精神失养,则神疲懒言。治宜益气健脾化湿,我在临床多使用自拟的健脾消瘅汤。基本方由太子参25 g、煨葛根25 g、苍术15 g、姜竹茹10 g、淮山药20 g、石斛15 g、灵芝10 g、甘枸杞15 g、炒丹参15 g、泽泻12 g、酸枣仁25 g、炒桑枝20 g组成,方取四君、六味之意,方中太子参、淮山药益气健脾;煨葛根、石斛生津止渴;甘枸杞、灵芝补益肝肾,以后天养先天;苍术功在燥湿健脾;姜竹茹清热化湿;炒丹参、炒桑枝则活血利水,使气健湿祛;枣仁宁心安神。全方合力,健脾益气化湿,具有调理脾胃的作用,为阴阳转枢之剂,共奏修复胰腺之功。

4）健脾消瘅汤临证该如何加减呢？

　　我自拟的徐氏健脾消瘅汤是治疗脾虚湿盛所致的糖尿病前期脾瘅的基本方，临床当随症加减，若口干口渴较甚者，加北沙参、麦冬；多尿者，加浮小麦、车前草、芦根；气滞不畅者，加炒黄连、柴胡、绿梅花；多食易饥者，加生地、黄连；纳差或食后饱胀者，加鸡内金；腰膝酸软者，加杜仲、熟女贞；大便溏薄者，加白术、陈皮；短气乏力者，加黄芪、太子参等。若合并高血压，加天麻、钩藤、菊花、龙齿、代赭石等；合并血脂异常，加山楂、陈皮、茯苓、薏苡仁、合欢皮等。

5）糖尿病前期属于病前病，是不是可以运用中医治未病的思想，早期预防，减少糖尿病的发生？

　　确实如此！我国目前约有 1 亿糖尿病患者，约占全国成年人总数的 1/10，更为严重的是，全国近半数成年人处于糖尿病前期，约为 5 亿人，这不仅带来罹患 2 型糖尿病的风险，也带来罹患心血管病等其他疾病的风险。不健康饮食和缺乏运动导致我国超重和肥胖比例日趋上升，而后两者本身也是引发 2 型糖尿病的危险因素。若不尽快采取行动，减少不健康饮食和缺乏运动等生活方式中的危险因素，预计该数字将在 2040 年增至 1.5 亿人，给民众健康和社会经济带来严重影响。可以说现在我们见到的糖尿病并非遗传病，而是一种生活方式疾病。对于如何降低其发病率，早已引起国家的重视。在中医"治未病"思想指导下开展疾病的预防工作具有重要的意义，我想中医药治疗糖尿病重点应在"防"字上下功夫。"防"就是中医"治未病"，应积极防治糖尿病高危因素，干预糖尿病前期状态，找出预防突破口和切入点，从根本上降低疾病发病率。

6)如何应用"治未病"思想防治糖尿病的发生？

我想具体可从未病先防、已病防变、并发先"易"这三个方面来预防。

（1）未病先防：未病先防是中医"治未病"思想的基本内涵之一，已故国医大师陆广莘教授所著《中医学之道》序言中提出中医具有"生态""扶正""健康""动员"四个方面的医学要素，医生的职责不是"努力找病，除恶务尽"，而是对人体正气"努力发掘，加以提高"，换言之即维护正气，乃是医生首要之务，正如《内经》所讲到的"正气存内，邪不可干"。扶持正气既要靠自身的保护，又要依于外界的辅助，形神兼修，方可保持健康常在。

面对预防糖尿病这样的世纪课题，中医"治未病"理念已得到时代的召唤，要做好疾病的预防，首先要从大环境着手，积极开展本地区流行病学调查，建立健康管理档案，对高危人群，加强随访和宣教；其次要针对糖尿病患病高危因素，编写系列宣讲材料，通过电视、网络平台开展保健讲座，普及疾病防治知识，提高群众对疾病的认识，形成"医生—教育护士—患者"三位一体的双向交流平台。我院作为国家中医临床研究基地，糖尿病是重点研究病种，近几年在糖尿病防治上做了不少实质性工作，把糖尿病防治工作的关口前移至社区，重心下沉至社区，密切联系群众开展工作，我们的具有循证医学证据的《基于社区中医药综合干预糖尿病前期研究》结果显示：超过40%的糖尿病前期患者逆转为正常。

（2）已病防变：本病病程漫长，一般认为其基本病机在于阴津亏损，燥热偏胜，而以阴虚为本，燥热为标。两者互为因果，阴愈虚则燥热愈盛，燥热愈盛则阴愈虚。病变的脏腑主要在肺、胃、肾，尤以肾为关键。三脏之中，虽有所偏重，但往往又互相影响。疾病早期多从"三消"论治，但病程日久易发生两种病变：一是阴损及阳，阴阳俱虚，消渴虽以阴虚为本，燥热为标，但由于阴阳互根,阳生阴长,若病程日久,阴伤气耗,阴损及阳,则致阴阳俱虚,其中以肾阳虚及脾阳虚较为多见。严重者可因阴液极度耗损,虚阳浮越,而见烦躁、头痛、呕恶、呼吸深快等症,甚则出现昏迷、肢厥、脉细欲绝等阴竭阳亡危象。二是病久入络,血脉瘀滞。消渴病是一种病及多个脏腑的疾病,影响气血的正常运行,且阴虚内热,耗伤津液,亦使行不畅而致血脉瘀滞。血瘀是消渴病的重要病机之一,且消渴病多种并发症的发生也与血瘀密切有关。知晓疾病的变化规律就要积极预防这种转变,因此在疾病后期,阴伤较甚时要治当从下,常选地黄饮子、杞菊地黄汤、琼玉膏、二至丸合生脉饮等,方中常加用活血化瘀之品,不过选择活血药要分归经走向,若病在下当选寄奴、泽兰、坤草、山甲、三七、桃仁、水蛭、地龙等为宜。临证不得固执一方,要随机应变,因人而异,既要注意整体又要顾及局部,中西融合,各有侧重,乃为至要。

(3)并发先"易":消渴病常病及多个脏腑,病变影响广泛,未及时医治以及病情严重的患者,常可并发多种病症。如肺失滋养,日久可并发肺痨;肾阴亏损,肝失濡养,肝肾精血不能上承于耳目,则可并发白内障、雀目、耳聋;燥热内结,营阴被灼,脉络瘀阻,蕴毒成脓,则发为疮疖痈疽,痰瘀阻络,脑脉闭阻或血溢脉外,发为中风偏瘫;阴损及阳,脾肾衰败,水湿潴留,泛滥肌肤,则发为水肿。并发症是糖尿病晚期患者最为棘手的临床问题,临床上当遵循先易后难的原则,内外结合治疗,充分发挥中医辨证论治和中药外治法的优势进行有效处理。然并发症总是由本病久延所致,治疗中应积极控制血糖,以延缓疾病的进展,此乃控制并发症的关键所在。至于并发症的方药,古今繁多,问题在于选用。值此之际,应引为深思,明确思路,以求提高,为防治本病更彰显中医药之特色优势。

积极防治糖尿病是当前摆在全国人民面前的重大医疗问题,如何降低糖尿病的发生率,中医药工作者有不可推卸的历史责任,要呼吁全民对糖尿病加以重视,生活有节,锻炼身心,形神兼修，坚持不懈，以少带多，形成未病先防、已病防变、并发先"易"的中医综合防治体系，全面提升中医药综合服务水平，促进中医药事业健康快速发展。

六、谈痛风的中医诊疗经验

1)随着人们生活方式的改变，我国高尿酸血症及痛风患病率逐渐升高，目前约有 1.2 亿患者，且呈年轻化趋势，痛风日益成为临床常见病、多发病。您对本病的病因病机是如何认识的？

痛风之名，始于丹溪，《丹溪心法》谓"痛风者，四肢百节走痛，方书谓之白虎历节风证是也"，但中医之痛风泛指关节疼痛的历节病，并不完全等同于现代医学所指的痛风疾病。痛风是以关节肿痛为主要表现的病症，当属于中医"痹证"范畴，但它与外感风寒湿热等外邪所指一般痹证不同，其病因病机有其独特之处，我把痛风的病因病机概括为"痛风非风，病在肝脾肾，责之湿痰瘀"。痛风发病迅速，具有风邪的特征，但并非外感风邪所致，而是中州肝脾功能失调，肝失疏泄，脾失健运，导致湿邪痰浊内生，复因嗜食肥甘厚腻，日久湿从热化，痰浊湿热流注关节，痹阻经络而发病。痛风久发，累及于肾，若湿热日久伤阴，阴虚火旺，耗伤津液，脉络瘀阻，可见肝肾阴虚之候；若痛风反复发作，湿邪痰浊久困脾胃，致脾阳更伤，日久累及肾阳而成脾肾阳虚之证。

2)您在临床中对本病是如何论治呢？

我一般采取分期分型相结合的方法辨证论治，首先将痛风分为活动期和缓解期，活动期根据病程长短又分为急性活动期的湿热痹阻型和慢性活动期的痰瘀互结型，缓解期以脏腑阴阳为纲，分为肝肾阴虚和脾肾阳虚两型进行论治。

3) 请您谈谈痛风活动期的辨证论治？

痛风活动期根据病情的缓解又分为急性活动期和慢性活动期。急性活动期可见足趾关节急性红肿热痛,痛势剧烈,不可触碰,夜间尤甚,伴低热、汗出、口干、舌红、苔黄腻、脉濡数。此乃痛风急性发作之候,系因素体湿热偏盛,复因饮食不节,过食肥甘厚腻,湿热痰浊内生,流注关节,痹阻经络而成,辨证为湿热痹阻型,当治以清热利湿,活血通络,方用白虎加桂枝汤加减(《金匮要略》,药用生石膏 30g、知母 15g、桂枝 10g、粳米 20g、甘草 6g),加忍冬藤、徐长卿、益母草、炒桑枝等以利湿通络,消肿止痛。慢性活动期可见关节疼痛反复发作,日久不愈,时轻时重,关节肿痛固定,局部有皮下结节,关节畸形,活动不利,皮肤紫黯或有瘀斑,舌淡胖,苔白腻或黄腻,脉弦或沉涩。系因患者长期饮食不节,过食膏粱厚味,脾失健运,湿邪内生,病久湿聚为痰,血滞为瘀,痰瘀互结,凝滞关节,而致关节肿大畸形,功能障碍,辨证为痰瘀互结型。当治以活血化瘀,化痰通络,方用血府逐瘀汤加减(《医林改错》,药用当归 15g、川芎 15g、赤芍 12g、桃仁 15g、红花 15g、地龙 15g、生薏苡仁 30g、川牛膝 10g)。

4) 那痛风缓解期又当如何论治呢？

缓解期若见关节肿大畸形,局部痛风结石坚硬,关节隐痛,屈伸不利,肌肉瘦削,双膝酸软无力,潮热盗汗,口干,烦躁,小便频数,舌红少苔,脉细数,系因痛风久治不愈,湿热郁久化火,灼伤营阴,阴虚而见内热之象,辨证属肝肾阴虚型。治以滋肾益阴,活血通络之剂,方用知柏地黄丸加减(《景岳全书》,药用知母、黄柏、生地、山药、泽泻、萆薢、丹皮、土茯苓)。

缓解期若见关节冷痛,畏寒肢冷,面色无华,气短乏力,纳呆呕恶,腹胀便溏,面浮肢肿,舌淡胖,苔薄白,脉沉细,系因痛风日久,脾气虚弱,日久伤阳,或湿浊郁久,损伤阳气,或石淋久治不愈,耗伤肾气,导致肾阳虚衰,终至脾肾阳虚。辨证属脾肾阳虚型,当治以温肾健脾,利湿化浊之剂,方用金匮肾气丸加减(《济生方》,药用桂枝、附子、熟地、山药、泽泻、萆薢、丹皮、土茯苓、白术)。

5)痛风临证用药有哪些需要注意的?

痛风病因比较明确,临证用药时要注意辨证辨病相结合,可以结合现代药理学研究结果,在辨证论治基础上配以秦皮、秦艽、豨莶草、土茯苓、山慈姑、威灵仙、车前草、川牛膝、萆薢等药,这些药物中医认为可以清热除湿,消肿止痛。现代药理学研究结果也证明它们具有降低尿酸的作用,如秦皮主要成分秦皮总香豆素可以通过抑制血清中炎症介质的释放,而达到抗炎镇痛消肿的效果;威灵仙的总皂苷成分也具有良好的抗炎镇痛功效;车前草含有大量的黄酮类化合物,可有效抑制体内嘌呤酶活性,阻止次黄嘌呤及黄嘌呤向尿酸的转化,可以降低血尿酸浓度,抑制痛风石及肾结石形成。川牛膝和萆薢的总皂苷成分通过抑制炎症细胞趋化和激活,抑制炎症因子与细胞因子的合成与释放,能有效降低血尿酸水平。

还要注意痛风日久,关节肿痛畸形,局部痛风结石坚硬,活动不利,可见病久入络,痰瘀互结之象,此非借虫蚁血中搜逐、攻邪通络不能取效,故临证常加全蝎、土鳖虫、地龙等虫类药以搜邪通络、化瘀止痛。

痛风虽病在关节,但与脾胃运化功能密切相关。痛风好发于中年男性,多是形体丰腴之痰湿体质,大多嗜食肥甘厚味,导致脾胃脏腑功能失调,升清降浊无权,痰湿滞阻于血脉之中,日久发病。疾病早期当健脾和胃,晚期当补益脾肾,临证用药时也要时时固护脾胃,组方时会适当加入健脾养胃之品,如益气健脾之苍术、白术、茯苓、山药、炒扁豆、莲子、薏苡仁;理气调中之陈皮、法半夏、枳壳、厚朴花;消食健胃之建曲、山楂、鸡内金、五谷虫、谷芽；清化湿热之蒲公英、茵陈、炒黄连、车前草、通草；养阴益胃之北沙参、石斛、白芍、生地等。

6）痛风常易合并高血压病、高脂血症、冠心病、肾结石等多种病症，临证时是否可以兼顾用药，全面调理？

"辨证论治，整体调节"是中医的优势所在，高尿酸血症仅是代谢综合征的一个表现，临证当全面考察，明辨病机，整体调理。如合并眩晕，常配伍泽泻、葛根，泽泻气味甘寒，肝肾阴虚者用之可利水泄热，引热下行，起到降低血压的作用，且无伤阴之虑。葛根性甘凉，具醒脾和胃除烦止呕，蠲痹止痛，调节内环，平衡升降之效。两者合用一升一降，升清降浊，平衡内环，乃为治疗眩晕一证的有效药对。若合并高脂血症，多配伍绞股蓝、生山楂、苦丁茶等以消积降脂；若合并冠心病，可配伍三七、丹参、檀香等活血通络化瘀；若合并肾脏结石，可配伍鸡内金、金钱草、车前草等利湿通淋消石。

七、对不孕症的辨治思路与方法

1）您从事中医临床已经六十余年，对各科疾病的诊疗都积累了丰富经验，有着独到见解。在妇科疾病诊治方面，您曾说过要本着"妇科疾病从肝论治"的原则，那么在不孕症的诊疗中，应如何具体运用呢？

女子不孕症是妇科常见病之一，它不同程度地影响女子身心健康，甚至家庭的和睦。从中医理论来看，女子不孕，多责于肝肾，而求子必先调经，然如何调经，则又当分阴阳、气血、痰湿、瘀滞，并结合临床所出现的体征，进行分析论治，不得以套方处之。女子以气血为本，肝主一身之气，又主藏血，古人有"女子以肝为先天"之谓，故妇科诸疾亦不离乎调肝，肝藏血而为血脏，女子之月事、胎孕无不关系到肝血之盈亏，肝喜条达而恶郁滞，郁则气血不和,血脉瘀滞而痛经、经闭、月事紊乱之症皆起,他如肝郁脾虚,湿邪内生而致带下,肝郁化火,热扰血室而生崩漏,莫不关乎于肝。故张景岳云:"宁治十男子,莫治一妇人……盖以妇人幽居多郁,情性偏拗,或有怀不能畅遂,或有病不可告人……此其情之使然也。"由此,我强调临床治疗妇科病每多以调肝为主,治法用药皆寓治肝之法。

2)中医基础理论认为肝的生理功能主要有肝藏血和肝主疏泄两个方面。您在不孕症的诊疗中,是如何认识肝的生理功能呢?

肝之功能覆盖面广,内涵丰富,其之正常有益他脏的运转。一旦失其所常,不但本体受损,还将不同程度延及他脏的病理变化,故称肝为将军之官,主司谋虑。吾在临床杂病中,不仅妇科诸病提出从肝论治,而内科杂病也有很多应论治于肝。我对于肝的生理功能概括为以下三点,与书本所言有所不同,学子们可在自己临床中再反复琢磨,从大量的病案中去探索玄妙,求得真实,提高疗效,这正是我们今天学习理论的目的所在。

(1)首主疏泄:从五行来说,肝属木,木宜条达,不得曲直,以调则畅,主以疏泄。而在精神情志方面,人之一切谋划和付于行动,都决定于肝胆的施令,所谓出谋在肝,行动则胆,因胆虽属六腑之一,而又有"奇恒之府"之称,主有决断之权。从物体言及胆是一个中空的囊性器官,其功能是贮藏和排泄胆汁,与肝同主疏泄,以助消化,可见肝胆的内在关系是何等密切,而疏泄之能故列于首。所谓疏泄,浅而言之即是疏通调达之意,人之水谷消化,气血流通,水液代谢,冲任二脉等功能是否运行如常均赖于其,可见疏泄的覆盖对女子器官的功能起到补泻的双重作用。所言疏泄,道理在此。

(2)阴阳互动:"阴阳"从字数只是两个字,但其之内涵确为深奥,故说其为宇宙万物之纲,其既是自然科学的述象又涵盖着哲学思想,对事物的认识都是相反相成,对立与统一的关系。正如

《素问·阴阳离合论》所说:"阴阳者,数之可十,推之可百,数之可见,推之可万不可胜数,然其要一也。"这一观点反映了朴素的唯物辩证思想,为祖国医学理论体系的确立和发展奠定了基础。并以"治病必求于本"的经文来说,正是阴阳学说与医疗实践结合起来,说明人体病理现象的产生同样根源于阴阳的变化。今以人之肝脏而言,其主谋虑,为体阴用阳之脏,阳主动,动则有为,阴主静,静则有守。如指体阴是指肝的阴血和阴液,以阴的物质来促使阳之运动,因阳无物,其之动力需赖于阴液去带动,以达到阴阳互用,保持阴阳的协调。由此还应看到肝为五脏贮藏精微物质,其目的要为人身组织利用,成为维持生命活动的基本物质。然五脏的精微既要保持充满,又决不能因满而壅实,但如何保持满而不实,又当赖于肝胆的制化和疏泄,以达生中有制,制中有生,才能运行不息,相反相成,使人之生命活动处于常态。言及肝藏血,以女子器官的需求,其之藏血将起到调节冲任,控制经潮作用,并化精入肾,助于肾之阴阳,达到乙癸同源,阴阳互根,保持平衡,以上浅述了肝体阴而用阳的道理,用阴阳来指导实践,可见一斑。

(3)主司内外:今以肝论之,人体的结构,肝为五脏之一,居之于内,筋属于肝,而骨属于肾,二者相互依托,其之筋骨是人体外形的主要支架,内之脉络,上入于目,交至巅脑,循经而下荣于爪甲,并入于阴,归宿于下,达到肢体合一所赋予的物质,可说是中医解剖的部分缩影。由此深知肝在人体结构和生命活动中的作用是他脏不可替代的,而对女性器官的生理和病理更有直接关联。

3)在临床上,除了从肝论治不孕之外,其他妇科疾病还应该如何应对呢?

盖女体属阴,血常不足,心神柔弱,不耐情伤,经期、孕期、产后、更年期等生理变化之时易情志内伤,加之性格内向,不善外露,多思多郁,不言而喻。昔人"体本娇柔,性最偏颇"所言为确,故古人有谓"女子以肝为先天"。因此对女子在月经未绝期而出现的病理变化，尽管病证不一，其实在"经"，致因在肝，因为肝脏具有贮藏血液和调节血量的功能，而女子器官能否保持常态，无疑则有赖于肝。至于年过五旬月事已绝所出现妇科疾病虽与经血无直接关联，但问题的出现仍责之于肝。《塘医话》谓："妇人善怀而多郁……肝经一病，则月事不调，艰于产育。"因肝首主疏泄，由人情志、气血、消化、水液代谢、冲任等方面都要依之于肝来制化调节，今以"冲任"而言，女子以血为重，行经耗血、妊娠血聚养胎，分娩出血，以致女子有余于气而不足于血的偏颇之象，更需赖于肝之疏泄来纠其偏以保持正常。肝喜条达而恶郁滞，郁则气血不和，血脉瘀滞而痛经、经闭、月事紊乱之症皆起，他如肝郁则脾虚，脾失运化则湿邪内生而致带下，肝郁化火，热扰血室而生崩漏，莫不关乎于肝。故徐老临床治疗妇科之疾患，皆寓有治肝之法。而治肝之法诸多，清代名医王旭高先生论之最详，肝为风木之脏，内寄胆火，体阴而用阳，肝胆者，气先为病，气滞则宜疏，疏肝者，疏其郁结之滞气，其用药多辛香燥烈，多用久用则易耗劫肝阴，只宜用于肝气郁结之初期实证，若肝阴已伤则宜用调肝之法。调肝者，乃调养肝阴，条达肝郁，用药之法宜于滋养肝阴之中寓有开郁疏滞之味，魏之琇之一贯煎最合法度。治肝应予顺其条达畅茂之性，伸其郁，开其结，行其气，化其血，俾春气升而万物安。且肝为刚脏，体阴而用阳，最宜疏泄凉润，大忌燥涩呆补。临床常用逍遥散灵活化裁，方虽寻常，往往以平淡制胜，此乃"以一方治木郁，而诸郁皆解"之意。

4）在临床上，不孕症的治疗除了从肝论治之外，还有其他的诊疗要点吗？

不孕症从肝论治是常法，针对患者具体病情，根据病因的不同，还要考虑到其他方面，如先天之本——肾，后天之本——脾；在不孕症治疗上，除了情志抑郁论治肝之外，我还总结出"冲任失充论治肾,化源不足论治脾,症情错杂治多参"等治法。

5)您能否对其他三法具体阐释一下?

好的,首先说一下"冲任失充论治肾"。肾为先天之本,主藏精化血,为生殖之源。女子不孕与冲任有关,但冲任充盛,又有赖于肾,肾功无损,冲任充盈,自能有子。故肾之盛衰,对女子冲任的生理变化将会产生直接影响。基此,女子不孕固然重在冲任,以调为先,但应以治肾佐以调经方可奏效。若一味调经则往往反而不达,甚至会导致经血更加失调,虚而又虚。然治肾又当考之其为水火之脏,元阴元阳之所居,宜阴阳并补,更要水中补火、补火制火、滋水养木等,把握阴中求阳、阳中求阴的相互关系。选方用药,应静中有动,阴中有阳,以致补而不滞,才能阴阳相生,以达气血旺盛,阴阳平和,促其生化,补而能生。以"六味"合"五子衍宗"加缓宫之品,可达治肾调经的目的,但用"四物"常常只取白芍、地黄二味以补阴,方中当归虽有补血调经之功,川芎有理血中之气的作用,而对肾水不足、经血不调者则不宜,因其性温窜,用之会加重肾水不足。

第二法是"化源不足论治脾"。因脾胃属土,土为万物之母,是生发万物的根本。若脾胃虚弱或功能失调,化源不足,势必影响经血与生育。治当健脾胃、补气血、调冲任,方选"归脾""补中益气"或"归芍六君"随证化裁,每每收效。我曾诊治一周姓女子,时年 30 岁,患胃病数年,饮食少进,经常胃脘嘈杂,清水上泛,头目昏晕,腰膝酸软,下肢轻度水肿,大便不适有时日更两次。结婚6 年未孕,月经原按月而至,但来时量少,近周年未潮。面色少泽,舌淡苔薄白,脉细缓,此为脾胃虚寒,经血乏源而不孕。治当调理脾胃,使后天复健,经水有源。拟予香砂六君合补中益气之意投之:生黄芪、香附、鹿角霜各 15 g,炒潞党 12 g,白术、陈皮、法夏各10 g,茯苓 20 g,柴胡 6 g,煨姜、砂仁各 5 g。药进 25 剂,诸症悉除,经水正常,年余后追访已受孕。

第三法是"症情错杂治多参"。女子不孕症,有的病例出现虚实寒热错杂的情况,治疗用药不可偏执一端,此当虚实并治、寒热兼施,前人有"温经汤""益母胜金丹"之剂,可收到取之则达的功效。这里我举个例子,20世纪70年代,我曾治一江姓女子,时年36岁,婚后多年未孕,月经不调,先后不一,经前腹痛,血紫量多,平时腰酸寒冷,口干少饮,饮食一般。医院妇检提示:两侧卵巢囊肿,一侧术除,功能失全。遂延余以中药调之。视其面容偏瘦,舌红苔薄,脉象细弦。此属肝肾同病,木失条达,虚实互见,寒热错杂为患。投以益经调冲,畅达木郁之剂为丸,缓以图之:小红参50g,冬白术150g,全当归150g,干生地150g,制香附200g,川贯众150g,粉丹皮100g,杭白芍200g,东阿胶200g,桂枝尖50g,紫石英300g,杭麦冬200g,益母草200g,粉甘草50g。先取益母草、麦冬,加白酒500ml,和水熬,尽取汁,再化阿胶,炼蜜,纳诸药末和为丸。每服15g,每日3次,温开水送下。药丸连服9个月,经来腹痛缓解,血量有减,余无它变。故遵原方继服1料。药尽经至正常,复查卵巢囊肿缩小。未及1年,出乎其求治本意,受孕顺产,如今已是三世同堂。

八、谈中医"治未病"理念在临床及养生中的意义

1)随着我国社会经济水平发展,人们对生活质量的要求也越来越高,很多人重视养生、保健,这与中医"治未病"的思想理念甚为契合,请您给我们讲讲"治未病"理念的历史源流。

"上医治未病"最早源自于《黄帝内经》所说"上工治未病,不治已病,此之谓也"。"治",为治理管理的意思。"治未病"即采取相应的措施,防止疾病的发生发展。其在中医中的主要思想是:未病先防和既病防变。经过几千年的继承与发展,"治未病"理念已形成了丰富而深刻的内涵,它已经成为中华民族健康文化的核心理念。《黄帝内经·素问》开卷第一篇《上古天真论》就首先为

我们描述了"上古之人"的"未病"状态,即"德全而不危"(指通过身心的修养,达到形体与精神的统一,而不受内外邪气的侵害)"春秋皆度百岁,而动作不衰",并有"真人""至人""圣人""贤人"不同层次之分。《四气调神大论篇》云:"是故圣人不治已病治未病,不治已乱治未乱,此之谓也。夫病已成而后药之,乱已成而后治之,譬如渴而穿井,斗而铸锥,不亦晚乎?"正式提出"治未病"的概念。东汉张仲景在《金匮要略》中根据脏腑关系、五行相克的理论,提出了"见肝之病,知肝传脾,当先实脾"的观点,被历代医家奉为"治未病"之具体准则。唐代孙思邈在《千金要方》中将医疗水平分为三个层次,即"上医医未病之病,中医医欲病之病,下医医已病之病",告诫后学者要"消未起之患,治病之疾,医之于无事之前"。清代叶天士明确提出"先安未受邪之地"的预防观点,强调在温病发展迅速,应积极采取主动措施,防变于先。"治未病"理念经过几千年的发展,不断完善,逐渐形成了"未病先防""既病防变""瘥后防复"这三个不同层次与阶段,可以说这是"治未病"的核心理念,"治未病"已经贯穿于中医预防保健与疾病诊疗的全过程之中。长期的临床实践早已证实在中医"治未病"理念在疾病的预防与已病防变方面显示了巨大的优势。

2)"治未病"理念在当代有何启示?

《黄帝内经》不仅提出了"治未病"的理念,而且在多篇论述中反复出现"治未病"的原则,从人与自然环境、人文环境关系的处理方面给予具体指导。《素问·上古天真论篇》中通过对"上古之人"与"今时之人"的对比,提出"法于阴阳,和于术数,食饮有节,起居有常,不妄作劳"的饮食居处原则,可以看出"治未病"包含着不同的层次,既有个体性又有社会性;既有身体上的调摄,又有心理上的安适;其方法多样,既有日常衣食起居,又有药饵、导引。

"整体观念"是中医学理论体系的基本特点之一,特别强调人与自然环境的和谐统一,即"天人一体"的整体观。这里所说的

"人"既包括个体生命也代表族群整体,对个体而言有"生、长、壮、老、已"的生命周期,对群体而言又具有时代特性和地域特征。人类要想谋求"未病",就必须做到"安时处顺,三因制宜",即顺应人体生长规律,顺应自然季节更替,顺应地域环境特点,顺应所处的人文社会环境,才能达到身心安适的"无病"状态。

然而当今时代,社会经济高速发展,物质生活水平极大提高,时常会出现《黄帝内经》所言"今时之人,以酒为浆,以妄为常","不知持满,不时御神","逆于生乐,起居无节"的情形,临床常见因"嗜欲劳目,淫邪惑心"而出现"欲而不达,郁久成疾"者,药物治疗固然有效,但身心调摄更显急迫。需要通过调节精神情志,使全身气机通畅,气血协调,阴阳相济,从而维系人体脏腑功能的平衡与统一。

我国正逐步进入人口老龄化社会,针对老年人群的体质特性,代谢性疾病、心脑血管疾病甚为多发,在做好医疗保障的同时,还要积极应用"治未病"思想,加强健康宣教与指导,增强人们的健康意识,自觉改善生活方式,自主防病,做到"养身、养心、养德"相结合。

3)您刚刚提到"养身、养心、养德",请您谈谈"养身"的具体的方法?

我提出"三养益寿",即养身、养心、养德。所谓"养身"即顺应自然,起居有"度"。中医强调"天人相应",人类生活在自然界中,自然界存在着人类赖以生存的必要条件,气候的更迭,昼夜的更替,环境的变迁对人体的生理都会产生不同程度的影响,而人体生理也随之出现规律性的适应性调节。如《灵枢·五癃津液别》所说的:"天暑衣厚则腠理开,故汗出……天寒则腠理闭,气湿不行,水下留于膀胱,则为溺与气。"但是人类适应自然的能力是有限的,如果自然条件变化过于激烈,超越了人体的适应能力,或机体的调节能力失常则会导致疾病的发生。因此在日常生活中要起居适时,慎于饮食起居,以保持"真气从之",才能"正气内存,邪不可干",达到预防疾病的目的。就饮食来讲也要做到饮食有节,清淡为主,细嚼慢咽,食不过饱,营养均衡。在食物的选择上,少吃辛辣刺激、寒凉之物,多吃些五谷杂粮。并要注意冷热,从季节来说夏慎湿热,冬慎寒凉,每天三餐晚食宜少的生活保健。

《素问·经脉别论篇第二十一》提出"春秋冬夏,四时阴阳,生病起于过用,此为常也"。这里所谓的"过用"即超过了常度,违反了固有的正常规律。"久视伤血,久卧伤气,久坐伤肉,久立伤骨,久行伤筋",因此善养生者当减少虚耗,保守真气。但适度的运动对于锻炼身体,增强体质也是必不可少的,运动方式要因人而异,对于老年人来讲要"安步当车,形式自如,掌握适度,持之以恒",同时要与四时季节相应,若逆势而行,则易变生诸疾,正如《素问·四时调神大论篇》所云:"春三月,此为发陈。天地俱生,万物以荣,夜卧早起,广步于庭,被发缓形……此春气之应,养生之道也;逆之则伤肝,夏为实寒变……夏三月,此为蕃秀。天地气交,万物华实,夜卧早起,无厌于日,使志勿怒……此夏气之应,养长之道也;逆之则伤心,秋为痎疟,奉收者少,冬至重病;秋三月,此谓容平。天气以急,地气以明,早卧早起,与鸡俱兴,使志安宁……此秋气之应,养收之道也;逆之则伤肺,冬为飧泄,奉藏者少。冬三月,此为闭藏。水冰地坼,勿扰乎阳,早卧晚起,必待日光……此冬气之应,养藏之道也;逆之则伤肾,春为痿厥,奉生者少。"

4)那"养心""养德"的内涵又当如何呢?

(1)"养心":人之身体健康,首在于心。养生包括养身和养心,养身必须养心。中医《内经》有云:"心者,五脏六腑之主也,忧愁则心动,心动则五脏六腑皆摇。""养心"首先在于调整心态,"人上了年纪不能让自己闲着,要自己找乐趣"。养"心"是养生的重要部分,要虚怀若谷,淡泊名利。以中医道德观来说,就是"恬淡虚无",所谓"恬淡",就是安静,无愧于心,"虚无"就是没有欲念和患得患失的思想情绪。其次,要保持乐观,对人生充满信心,热爱自己的工作,要有宽广的心怀,对己严对人宽,助人为乐,胜不骄傲,败不气馁,奋发前进;另外进入老年就要做到老有所乐,始终保持乐观状态,不自寻烦恼。身体越健康,精力就越充沛,性格也就越开朗,而欢乐的情绪、活泼的性格、旺盛的精力更会有利于身体健康。

（2）"养德"：修身正心,延年益"寿","德为立身之本,德为养生之基"。我认为,欲修身,必先正心,心正方能身安,身安方能体健,体健方能延年益寿。这正是古人所谓"仁者寿"的来源。仁者寿的观点是儒家养生思想最为集中而典型的体现。我认为做好养生,须先学好做人,仁者寿,养德须重于养生。养德不违反自然本性,上顺应天地阴阳之理,中合世道人伦之德,下爱惜万物生存之乐,这是养生最基本道理。只有将道德观念深深地埋在心中,才真正懂得养生之道。

如果一个人的德行正,就能够化消极为积极,化对立为统一,化敌意为善意,化阻力为助力。这些,都属几何级的增长,必然会给自己的工作、生活创造一个良好的环境和氛围。相反,如果一个人的德行偏差,口碑就会不好,甚至到处遭人指斥、唾骂,搞得你心神不宁,寝食不安,不仅影响学习、生活与交友,而且对身心健康也大为不利。

5)您能给我们推荐一些简便实用的养生方药吗?

现代社会物质极大丰富,人们饮食结构也发生了很大变化,蛋白、脂肪类的食物摄入偏多,加之老年人消化功能的减弱,新陈代谢减慢,在肝胆方面,容易出现脂肪肝、慢性胆囊炎、胆结石等病,老年朋友们应该做到生活起居要规律,思想情绪要豁达,饮食清淡少刺激,适当运动不劳累。平常也可以用干荷叶、炒山楂,配伍石斛、佛手之类的中草药代茶饮,在一定程度上也能起到预防作用。我给大家推荐几种简便实用的养生中药:石斛,味甘,性微寒,入胃、肾经,滋阴清热、润肺养胃、强筋健骨,每日取 10 粒,泡服。灵芝,味甘,性平,入心、肺、肝、肾经,益脾胃,止咳益肺,安神,利水道,益肾气,坚筋骨,利关节,疗虚劳,增强记忆力,使人神志清明,每日取 10 g,煎水代茶饮。三七,性温,味甘微苦,入肝、胃、大肠经,具有止血、散瘀、定痛的功用,长期小剂量服用可活血通络、软化血管、降血压、降血脂、治疗肝纤维化等,每取 3～5 g,开水送服。绞股蓝,味苦、微甘,性凉,归肺、脾、肾经,可保肝解毒,防止血栓形成,防治心血管疾患,调节血糖,促睡眠,缓衰老,防抗癌,提高免疫力,调节人体生理功能,每日取 10～15 g,泡水代茶饮。

第六章　临床医案赏析

一、肺 系 病 证

1.哮证案 1

晏×,女,21 岁。

一诊:2013 年 10 月 23 日。患者自幼有哮喘、过敏性鼻炎病史,季节交替时易发,今又复起,喉中痰鸣,痰多色黄,皮肤折皱处多发皮疹,瘙痒,搔抓易流黄水,自觉怕热,纳寐可,二便调,月事正常,时有行经腹痛,舌质暗红,边有齿痕,苔薄黄腻,脉沉弦。按其病之致因乃由肝脾肺三脏功能失调所致,当以扶土抑木,清热祛风为治:

苍术 15 g	陈皮 10 g	杭白芍 20 g	防风 10 g
荆芥 15 g	连翘 10 g	炒黄芩 10 g	炙桑叶 10 g
蝉衣 6 g	夜交藤 25 g	炙桔梗 10 g	甘草 5 g

10 剂,水煎服,日 1 剂。

二诊:2014 年 2 月 26 日。病史同前,药后症状明显好转,热痰已除,仍有皮肤折皱处皮疹,但程度明显减轻,睡眠及饮食可,二便调,舌淡红,苔薄黄,脉细弦,按其药后转归,故当顺应而治,以善其后:

炙桔梗 10 g	蝉衣 6 g	夜交藤 25 g	白术 15 g
橘红 10 g	防风 10 g	杭白芍 20 g	辛夷花 15 g
连翘 10 g	黄芩 9 g	车前草 12 g	甘草 5 g

10 剂,水煎服,日 1 剂。

【按】案中为何投以蝉衣、防风、夜交藤等散邪祛风之品？因现代医学认为哮病乃由呼吸道过敏而引起的一系列反应,患者大多具有特异性变态反应体质,而现代医学所谓的过敏反应性疾病,其临床征象多与中医风邪致病特点相似,故中药中如蝉蜕、乌梅、地龙、夜交藤、防风等具有散邪祛风的药物恰能拮抗人体特异性变态反应。结合中西医理论,则认为如哮病这些自身过敏反应性疾病在其固有的中医治疗大法上加用如上一些具有抗过敏性中药,其效更为显著。

2.哮证案 2

陈××,男,39 岁。

一诊:2015 年 8 月 7 日。患者有支气管哮喘病史十余年,长期服用"西替利嗪",间断服用"氨茶碱、沙美特罗"等平喘药,平素体虚易外感,而引发哮喘,诊时小作,咳喘不已,皮肤瘙痒,口感喜饮,纳可,二便调,眠可,舌暗,苔薄微腻,脉弦。按其症情乃系卫表不固,脾虚痰浊,肺失肃降之象。拟予益气固表,化痰平喘为治:

生黄芪 30 g	白术 15 g	防风 10 g	炙桔梗 10 g
夜交藤 25 g	蝉衣 6 g	北五味 10 g	紫草 10 g
连翘 10 g	杭麦冬 15 g	甘草 5 g	

10 剂,水煎服,日 1 剂。

二诊:病史同前,服药后病情好转,近 20 天出现四肢散在红色小皮疹,伴瘙痒,轻度胸闷,偶有咯痰,色白,纳寐可,二便调,舌红,苔薄腻,脉弦。以舌脉相参予以益气固表祛风透邪为治:

生黄芪 30 g	白术 15 g	防风 10 g	陈皮 10 g
首乌藤 25 g	杭白芍 20 g	连翘 10 g	蝉蜕 9 g
远志 10 g	炙桔梗 10 g	甘草 5 g	荆芥 12 g

10 剂,水煎服,日 1 剂。

【按】哮证者,其宿根深固,图治颇为棘手,多年临症之得,认为一些幼年患者,随着年龄增长,肾气日盛,肺气渐旺,若能及时辨治,加之平时注意避免各种诱发因素,往往可获痊愈。然一些成年患者,哮症反复发作,迁延日久,肾气衰弱,本虚难复则不易根除,论其治法,张景岳《景岳全书》中论之最精,其云:"未发时以扶助正气为主,既发时以攻邪为主,扶正者须辨阴阳,阴虚者补其阴,阳虚者补其阳,攻邪气者,须分微甚,或散其风,或温其寒,或清痰火,然发久者,气无不需,故于消散中酌加温补,或于温补中酌加消散,此等症候当惓惓以元气为念。"

3. 咳嗽案 1

丁××,女,5 岁半。

一诊:2014 年 6 月 13 日。患儿为剖宫产,人工喂养,自幼易咳嗽,每次持续月余,再发 20 余天,夜间咳嗽,睡眠欠佳,盗汗,活动后多汗,手足心热,双眼分泌物增多,挑食,二便调和,舌红苔薄,脉细数,证属先天不足,心肝伏热,木火刑金,予以清心热,调和肝脾为治:

北沙参 15 g	浮小麦 30 g	炒桑叶 10 g	炙桔梗 6 g
蝉衣 3 g	北五味 5 g	夜交藤 12 g	车前草 9 g
五谷虫 10 g	杭麦冬 10 g	甘草 3 g	

10 剂,水煎服,日 1 剂。

二诊:2014 年 6 月 27 日。病史同前,药后目眵减少,盗汗亦减,唯夜间仍有干咳,左侧卧明显,夜眠时有惊悸。饮食尚可,大便日行一次,不成形,小便调。舌尖红,苔薄白,脉细数。按其药后转归,当加随机而图之。

浮小麦 30 g	北沙参 12 g	炙桔梗 9 g	碧桃干 15 g
北五味 6 g	蝉衣 g	夜交藤 12 g	制百部 9 g
炒诃子 5 g	杭麦冬 10 g	甘草 3 g	

7 剂,水煎服,日 1 剂。另:琥珀 10 g 用纱布袋两层封口,每晚入睡前放置脐穴外以布敷之,以效为度。

三诊:2014 年 7 月 9 日。病史同前,药后夜间仍有咳嗽,盗汗,大便日行一次,不成形,完谷不化,小便调,夜间磨牙,饮食尚可,舌尖红,苔薄,脉细数,此乃木贼土虚,心火偏盛,予以扶土抑木,清心敛汗为治:

北沙参 12 g	杭麦冬 9 g	北五味 6 g	杭白芍 10 g
石斛 6 g	炒川连 2 g	炙百部 9 g	五谷虫 10 g
炙桔梗 9 g	蝉衣 5 g	甘草 3 g	使君子 5 g

7 剂,水煎服,日 1 剂。

四诊:2014 年 7 月 30 日。病史同前,药后夜咳已失,面色较前润泽。刻诊:盗汗仍较明显,夜眠不安,啮齿,眼目干痒,口干不思饮,后背及手背易发湿疹,食纳可,大便日行一次,不成形,舌质红,尖甚,苔薄白,脉稍滑数。拟予以养阴润肝,扶土抑木为治:

北沙参 12 g	杭麦冬 9 g	北五味 6 g	浮小麦 30 g
碧桃干 15 g	白术 10 g	陈皮 6 g	杭白芍 10 g
防风 6 g	蝉衣 5 g	五谷虫 10 g	甘草 3 g

7 剂,水煎服,日 1 剂。

【按】案中为何屡用琥珀敷脐之法,其有何功效?琥珀性平无毒,专入心肝二经,其功擅于镇惊安神,散瘀止痛,利水通淋。《玉楸药解》云其凉肺清肝,止惊悸,定魂魄之佳品。其主要成分含有树脂、挥发油。古方琥珀散、琥珀抱龙丸皆以此为主药治疗小儿诸惊及惊风发搐。今取之敷脐,有其特殊含义:考之脐有三孔,一大二小,称之脐眼,其内有脐动静脉,连通五脏六腑、四肢百骸,可作为内病外治的最好穴位,特别小儿(10 岁以下)脏腑功能尚在变态阶段,未能完善,应顺其势,一般小病最好不用内服药物,能采用外治法,尽量用外治。

4.咳嗽案 2

谷××,男,9 岁。

就诊时间:2015 年 4 月 28 日。患儿有"过敏性鼻炎"史,时常有咳嗽,严重时肺炎,咳黄痰,常流鼻血。刻下:皮肤瘙痒,纳食可,喜肥甘厚腻,有时腹泻,眠可,舌红,苔薄黄腻,脉滑数。此乃木贼土虚,风火上炎之征,当以扶土抑木,清热化痰为治:

南沙参 12 g	蝉衣 5 g	连翘 6 g	炒桑叶 10 g
夜交藤 15 g	白术 10 g	橘红 5 g	杭白芍 10 g
防风 6 g	五谷虫 10 g	芦根 15 g	

7剂,水煎服,日1剂。

【按】肺之生理特性善宣通,而恶壅塞。其为玲珑通彻,阖辟之机,主司呼吸的清虚之脏,位居最高,又为五脏之华盖,其生理平衡既依于本身功能之转化,又赖于脾肾的滋养。一旦产生病理变化,不仅要从病位考虑,而且要着眼于脾肾及肝脏的生化及抑制的影响。咳嗽一证是肺系一种常见病,其病因不出外感内伤,外感不出六淫,而内伤则由五脏六腑功能失调所致,经谓:"五脏六腑皆令人咳,非独肺也。"但不论是外感还是内伤,总因肺失宣降而起,故在本病的治疗过程中,应处处着眼于"阖辟"两字,恢复肺脏宣发肃降的生理功能。以上各案中,因风寒袭肺而致咳嗽者,主以杏苏散,苦辛宣降而咳止;因肝阴不足,木火刑金者,进以养阴清肃、镇逆肝气之剂而咳平;他如痰热壅肺则重以清痰,卫表不固则重以益气固卫。此外,值得注意的是,某些感冒患者在疾病发展的后期,唯咳嗽频作,且多干咳无痰,此外邪已尽,但因肺气不降所致,常以自制止咳宁加代储石一味,加强其降气止咳之功,不过数剂即气降咳止。

5.咳嗽案 3

刘××,女,55 岁。

一诊:2014 年 5 月 21 日。既往支扩大咯血病史,近年来反复出现,稍遇风寒则咳嗽,咯吐黄黏痰,伴头痛。刻下:口干苦,不欲饮,咽喉物阻感,双侧胁下闷胀时作,得嗳气长叹息可缓,稍多食,即胃脘胀满,大便日行 1～2 次,偏于干结难解,腰酸痛,左侧肩部时有掣痛不舒,夜眠尚安。舌质暗红,尖甚,苔白腻少津,脉弦滑,右大于左。高血压病史,综合脉证,考之乃系肝气横逆,肺胃失降,拟予以降逆和胃为上策:

北沙参 20 g　　竹茹 10 g　　　枳壳 15 g　　　　橘络 20 g

清半夏 12 g　　合欢皮 30 g　　代赭石 15 g(布包)　远志 10 g

杏桃仁各 10 g　佛手 15 g　　　谷芽 25 g

10 剂,水煎服,日 1 剂。

二诊:2014 年 6 月 4 日。病史同前,前方服后诸症好转。刻诊:偶尔咳嗽,少量白色泡沫痰,口干苦不欲饮,胃脘部时有闷胀,得嗳气缓解,稍食即胀,时有腰酸痛,左肩疼痛,双下肢乏力,大便日行 1～2 次,偏干难解,小便调,睡眠可,性情急躁易怒,舌质暗红,苔白腻,脉弦,按其症情当以调中:

姜竹茹 10 g　　枳壳 15 g　　陈皮 10 g　　　清半夏 12 g

合欢皮 30 g　　酸枣仁 25 g　代赭石 10 g　　石斛 15 g

杜仲 20 g　　　杏桃仁各 10 g　谷芽 25 g

10 剂,水煎服,日 1 剂。

6. 喘证案 1

刘×,男,63 岁。

一诊:2015 年 5 月 5 日。发作性咳喘 3～4 年,每年春季发作时,咽鼻、肛门作痒,流清涕,身体燥热,日渐加重,平素体虚易外感,活动后易汗出。刻下:除咳喘外,自觉脚后跟痛,尿频尿急,尿不尽感。视物模糊,纳可,大便溏,次数不规律,睡眠多梦。舌红,苔黄腻,脉弦,口干喜饮。曾辗转多家医院求治。西医诊断为过敏性鼻炎、哮喘。曾行多种中西医疗法均未显效。综合分析,考之乃肝肾气机逆乱,肺失肃降,当宜滋养下元,肃降平喘为先策:

北沙参 20 g　　石斛 15 g　　熟女贞 15 g　　磁石 40 g

淮山药 20 g　　山萸肉 12 g　远志 10 g　　　炒川连 3 g

车前草 15 g　　北五味 10 g　夜交藤 25 g　　炒诃子 10 g

代赭石 12 g(布包)   竹茹 10 g

10 剂,水煎服,日 1 剂。

二诊:病史同前。药后自觉痰嗽均有减,随咳而未喘,口苦亦减,汗出稍减。刻诊:仍见足跟痛木甚,小溲频急少力,大便日行一次,大便稀溏,眠差多梦,偶见胃脘胀满,舌质暗红,苔黄腻,脉来稍弦滑,按其咳喘病位虽在于肺,但此致因多脏受累,故出现症状诸多,从何图治,当扶土抑木,交通心肾,继以调节,有望收效,拟守原意,方药如下:

北沙参 20 g	石斛 15 g	竹茹 10 g	代赭石 12 g(布包)
佛耳草 10 g	炒川连 3 g	丹参 15 g	酸枣仁 25 g
远志 3 g	益智仁 15 g	杜仲 20 g	王不留行 15 g
炒诃子 10 g	车前草 12 g		

10 剂,水煎服,日 1 剂。

【按】喘证病机多属肺、肾二脏病变,须辨虚实,实证易治,虚证易累及于心,应益气养阴、纳气平喘,佐以通利之剂。治之较难,效果较差,只有在严密辨证之下,守方治疗,有望收效。若病久耗气伤阴,易生瘀滞,故在补肾纳气治本之中,常寓活血通络。同时,要注意摄生,以改变和增强体质为好。治疗分急性发作和缓解期,发作以治其标,缓解图之其本,虽所用方药颇多,能获一效则难以寻求。徐经世先生认为,应抓住缓解期,立足于本,主以三脏同治,宣上纳下,化痰和络,扶正固本的治则,可收良效。本案证属喘证,今处于缓解期,故拟标本兼施,以扶土抑木,交通心肾,滋养化源之剂,方虽平淡,而能奏效。

7. 喘证案 2

朱××,男,53 岁。

就诊时间:2014 年 2 月 26 日。患者有哮喘病史 15 年,反复发作,因长期服用激素而双下肢股骨头坏死,发作时呼吸困难,胸闷心慌,气短,汗出,平素喜热饮,大便日行 3 次,成形量少,小便

可,梦多,舌质红苔少,脉细弱。按其病症,刻下处于缓解期,当以健脾益肾,扶正固本为宜:

生黄芪 30 g	白术 15 g	炙桔梗 10 g	橘红 10 g
淮山药 20 g	北五味 10 g	夜交藤 25 g	磁石 30 g
远志 10 g	仙灵脾 15 g	核桃肉 15 g	甘草 5 g
熟女贞 15 g	田三七 6 g	姜竹茹 10 g	

10 剂,水煎服,日 1 剂。

【按】哮喘之病,日久则耗气伤阴,易生瘀滞,治本之中,常寓活血通络。方中磁石镇潜收纳,生化肾水,引火归元,配五味子以酸甘化阴,滋上补下,调节循环,平衡气机。取黄芪、女贞子益气养阴,固表护卫,补肾填精,两味同用,更胜一筹。白术、山药、橘红则健脾理气,补土生金,且山药还有固肾益精,益气补虚,润养肌肤,聪明耳目之功。田七活血化瘀,病从络治,况且哮喘一病,不仅治痰,而久则肺络瘀滞,所以活血通络,亦当寓于其中;临床证明化瘀法在补肾中能起协同和提高免疫作用;而竹茹、甘草则以清化痰热,调药入胃,使胃受纳,促使吸收。全方合力,标本兼施,缓解症状,调节整体,扶正固本,可望远期佳效。

二、心系病证

1. 心悸

何×,女,45 岁。

一诊:2014 年 2 月 28 日。曾因心悸失眠,莫名恐惧来诊数次,刻下:心悸不宁,烘热,多汗,失眠多梦,易惊醒,口干喜饮,手足怕冷,大便干结,小便黄,饮食尚可,经期紊乱,量少,舌暗红,苔薄少,脉弦细数。西医诊断为:阵发性室上性心动过速。按其病症乃系阴虚阳亢,心肾失交之象,宜滋阴潜阳,交通心肾法为治,拟予桂枝加龙骨牡蛎汤加减,拟方如下:

淮小麦 50 g　　杭白芍 30 g　　桂枝 6 g　　熟女贞 15 g

旱莲草 15 g　　煅牡蛎 20 g　　煅龙骨 20 g　　磁石 30 g

酸枣仁 30 g　　川连 3 g　　　石斛 15 g　　麦冬 12 g

灯心草 3 g

10 剂,水煎服,日 1 剂。

二诊:药后诸症明显改善,烘热汗出明显好转,睡眠亦大有改善,唯仍时有心慌动悸,咽喉干燥。前法得效,治以守原方出入为宜。前方去磁石、灯心草,加玄参 15 g、炙龟板 25 g、琥珀 9 g。15 剂,水煎服,日 1 剂。

三诊:服药月余,诸症渐平,心慌动悸大为好转,唯偶尔有之,嘱其原方制膏调之,巩固疗效,以图全功。

【按】本案采用桂枝加龙骨牡蛎汤治之,考之桂枝加龙骨牡蛎汤出自《金匮要略·虚劳篇》,其原文有云:"脉得诸芤动微紧,男子失精,女子梦交,桂枝龙骨牡蛎汤主之。"细玩经文,脉得诸芤动微紧,乃言体内阴液不足,虚火上浮而致脉道浮芤动数,又其微紧者,非言其外感风寒而见之,而是言其脉道失养,脉失柔软而现弦紧之象。男子失精,女子梦交更是说明其肝肾阴虚,虚火内动之征象,正如尤在泾《金匮要略心典》所云:"……阳浮于上,精孤于下,火不摄水,不交自泄,故病失精,或精虚君相内浮,扰精而出则成梦交。"由此可见,桂枝龙骨牡蛎汤乃为阴虚阳浮而设,而本案心慌动悸,烘热汗出,口干咽燥显是阴虚阳浮所致,选用此方以治之,正中病机。方中桂枝性虽升散,然甘寒酸涩之白芍、龙牡与之相伍为用,非但不会助汗伤阴,反而起到调和营卫,收敛止汗之功。况且方中加以二至、龟板、麦冬、石斛等滋阴潜阳之品,更无须虑其劫阴助热之弊。

2. 不寐案 1

蒋××,女,57 岁。

就诊时间:2014 年 3 月 12 日。患者失眠二十余年,刻诊:头昏,两眼干涩,口干苦,有灼热感,喜热饮,牙龈酸痛,食可,胸闷气短,情绪易激动,右胁肋疼痛,腰部酸胀,胃脘部及手足怕冷,小腹部有坠胀感,活动后消失,大便调,小便次频量少,舌质暗苔黄腻,脉弦数,尺弱。证属阴虚阳盛,心肾失交之征,予以潜阳和阴,交替心肾为治,方药如下:

淮小麦 50 g	白芍 30 g	桂枝 6 g	煅龙牡(各)20 g
远志 10 g	川连 3 g	合欢皮 30 g	酸枣仁 30 g
石斛 15 g	杭菊花 15 g	车前草 12 g	甘草 5 g
姜竹茹 10 g	覆盆子 15 g		

10 剂,水煎服,日 1 剂。

【按】不寐亦称失眠,在中医古籍中称为"不得眠""目不瞑",亦有称为"不得卧"者。其症情有轻有重,轻者有入寐困难,有寐而易醒,有醒后不能再寐,亦有时寐时醒等,严重者则整夜不能入寐。不寐一证可单独出现,又可与头痛、眩晕、心悸、郁证等诸症同时而起。然其形成的原因很多,但归纳起来可用"邪正"二字而尽之。正如《景岳全书·不寐》篇中指出:"盖寐本乎阴,神其主也,神安则寐,神不安则不寐;其所以不安者,一由邪气之扰,一由营气不足耳。有邪者多实,无邪者皆虚。"然实虚之论,追本求源最早见于《黄帝内经》,在《灵枢·邪客篇》中对"目不瞑"就具体提出"补其不足,泻其有余,调其虚实,以通其道而去其邪,饮以半夏汤一剂,阴阳已通,其卧立全"。所立治法至今对于临床仍有一定的指导意义。其言虚者多为阴虚火旺,水火失交和心脾两虚,血不养心等;实者则由肝郁、痰热或郁久阴伤,阴虚燥热所致。特别当今社会人们的工作、生活的节奏改变,情志所伤,劳逸失度,五志过极,饮食不节或久病体虚等因所引起不寐则为多见,因此在治疗上当予以补中有泻,泻中有补,换词而言即以镇静与兴奋而用之,这样即可使阴阳平衡,气血调和而寐自安。不寐究其致因多由情志所伤,治则虽有小异,取方用药有所不同,但调情志,开心郁则寓于其中。不过,鉴于镇静与兴奋的相对性,并按时间医学的要求,服药时间宜需在午后和晚间入睡前各服一次,每次入量最多不得超过250 ml,药之适量,使胃受纳又为治疗的重要一环。为便于总结,提高疗效,既要分型论治又需随机应变,因为分型固然便于掌握,但症情的演变会随时出现,故要顺应而治,方可达到治疗的目的。

3. 不寐案 2

汪××,男,28岁。

一诊:2014年2月19日。眠差多梦六年余,易惊醒,偶盗汗,白天易困倦,久坐左下腹隐痛不适,肠鸣,矢气,背部痤疮时作,久坐则小便无力,偶黄,大便日行一次,时不成形,舌红,边有齿印,苔薄,脉弦。按其脉症,证属阴虚内热,胃肠紊乱之征,予以滋阴清热,调和胃肠为治,方药如下:

北沙参20 g	碧桃干30 g	炒桑叶10 g	石斛15 g
远志10 g	炒川连3 g	酸枣仁25 g	北五味10 g
麦冬15 g	白芍30 g	甘草5 g	

10剂,水煎服,日一剂。

二诊:2014年3月12日。病史同前,药后睡眠有所好转,余症平缓。刻诊:久坐后左下腹隐痛不适,食可,小便偏黄,大便调,多梦,平素易疲劳汗出,舌质淡,苔黄央红,脉沉细,尺中弱。药后症减,故守方出入,继以调之,以观其效,方药如下:

淮小麦50 g	白芍30 g	碧桃干30 g	炒桑叶10 g
远志10 g	酸枣仁25 g	合欢皮30 g	麦冬12 g
北五味10 g	杜仲20 g	炒川连3 g	甘草5 g

15剂,水煎服,日一剂。

4. 不寐案 3

徐×,男,39岁。

就诊时间:2015年9月14日。患者眠差易醒,记忆减退,易于健忘,肛门有时瘙痒,饮食尚可,大便偏稀,小溲为常,脉弦,舌淡尖红,苔薄。综合四诊,系思虑过度,久伤心脾,致气血不足,心失所养,神不守舍,故见不寐,脑力衰竭,记忆减退,易于健忘;脾虚湿蕴,木乘土虚,风邪内扰而见肛门瘙痒。证属心肾不交,肝郁脾虚之征,予以交通心肾,扶土泻木为治,方药如下:

夜交藤 10 g	炒川连 5 g	酸枣仁 25 g	白术 15 g
杭白芍 20 g	防风 10 g	竹茹 10 g	透骨草 15 g
苦参 10 g	生薏米 30 g	肉桂 1 g	

10 剂,水煎服,日 1 剂。

【按】案中取用肉桂与黄连相伍为用,乃仿古方交泰丸之意,其方用药仅黄连、肉桂两味,然其配伍却富有深意:黄连功专清泻心火,以制亢盛之君火,反佐辛温之肉桂以引相火归元,寒热并用,妙用非常,正如费伯雄《医醇賸义》所云:“肾火可泻,阴火不可泻,况龙性难驯,逆而折之,反肆冲激,故丹溪滋肾丸,于滋阴药中加肉桂一味,导龙归海,从治之法,最为精当。”故本案选而用之以潜阳驯龙,以安不寐。其用量仅为 1 g,意在反佐,量大者恐其助热伤阴而适得其反。

5. 不寐案 4

陈×,女,49 岁。

一诊:2014 年 2 月 28 日。失眠 10 余年,入睡困难,易醒,多梦,健忘,头昏痛,疲乏困倦,大便干结,需药物帮助排便,月经周期正常,量减少,经前失眠加重,舌淡暗,苔薄白,脉细缓,此乃肝郁脾虚,心神受扰为患,拟予疏肝理脾,安神定志法为治:

北沙参 20 g	淮小麦 30 g	杭白芍 20 g	远志 10 g
枣仁 30 g	合欢皮 20 g	龙齿 40 g	熟女贞 15 g
石斛 15 g	琥珀 10 g	芦荟 2 g	灵芝 10 g

10 剂,水煎服,日 1 剂。

二诊:药后失眠、便秘症状几近消除,自行停药。但后因劳神

过度,症状又起。刻下睡眠欠安,心悸,口干。舌红苔薄,脉细弦。拟方再投:

淮小麦 50 g	杭麦冬 15 g	杭白芍 30 g	石斛 15 g
远志筒 15 g	青龙齿 40 g	酸枣仁 30 g	熟女贞 15 g
灵芝 10 g	合欢皮 30 g	竹茹 10 g	

【按】患者正值七七,病史长达十年,肝肾阴虚,肝失所养,若情志不畅,精神委曲,致使木郁,上扰心神,形成不寐。因状如"脏躁",又似西医的忧郁症,故取甘麦大枣之剂,意在于此。鉴于这类不寐的症情多半兼有烦热,在方中特取竹茹以清热除烦,协调诸药条达木郁,而神既安。

6. 胸痹案

章×,女,54 岁。

一诊:2013 年 7 月 11 日。患者年逾五旬,月事刚绝,近一年感疲惫乏力,睡眠欠佳,自汗盗汗时起,胸闷气短,饮食一般,大便偏溏,小溲色黄,舌淡,苔薄白,脉象虚微弦,综合脉证,考之乃系气阴两伤,脉络阻滞证属"胸痹",按其病证,当以益气养阴,通脉蠲痹为先策:

煨葛根 25 g	北沙参 20 g	橘络 20 g	姜竹茹 10 g
远志 10 g	合欢皮 30 g	酸枣仁 25 g	桂枝 5 g
炒丹参 15 g	淮小麦 50 g	碧桃干 30 g	甘草 5 g

10 剂,水煎服,日 1 剂。

二诊:2013 年 8 月 2 日。病史同前,药后盗汗减少,指端麻木减轻。刻诊:仍易自汗,不耐久劳,下肢乏力,胸闷时作,饮食可,大便日行 2～3 次,稀溏,小溲尚调,眠尚安。舌质淡,边轻齿痕,苔薄白,脉虚细而缓。既往检查表示,Ⅱ度房室传导阻滞,st 段改变,按其药后转归,当以益气养阴、温通脉络之法继以调之:

| 煨葛根 25 g | 红参 10 g | 仙鹤草 15 g | 姜竹茹 10 g |
| 远志 10 g | 淮小麦 50 g | 橘络 20 g | 酸枣仁 25 g |

桂枝 6 g　　　　炒丹参 15 g　　　合欢皮 30 g　　　甘草 5 g

10 剂，水煎服，日 1 剂。

另予以心宝两瓶，三丸，2 次/日。

三诊：2013 年 10 月 8 日。病史同前，药后盗汗已除，指端麻木亦无。刻诊：易汗出，每日发作多次左前胸及肩背部牵掣至左肩臂及手指麻木情形，大便稀溏，日行 2～3 次。前月事又至，量中色鲜红。舌质淡红，稍胖，边齿痕，苔薄白，脉沉细而缓。2013 年 6 月 21 日，心脏超声示：①左心室偏大，左室舒张功能减低；②二尖瓣反流（轻度），主动脉瓣反流（少许）。Ⅱ 度房室传导阻滞，st 段改变。按其舌脉，证属心脾两虚，脉络阻滞之征。方仿归脾之意为用。

生黄芪 30 g　　煨葛根 25 g　　姜竹茹 10 g　　桂枝 6 g

杭白芍 20 g　　远志 10 g　　　酸枣仁 25 g　　淮山药 20 g

炒丹参 15 g　　橘络 20 g　　　冲田三七 6 g　　甘草 5 g

10 剂，水煎服，日 1 剂。

四诊：2014 年 3 月 25 日。病史同前，刻下活动后多汗，易疲劳，饮食睡眠尚可，大便日行两次不成形，小便调，其余有房室传导阻滞，现在夜间心率 30 次/分左右，舌暗淡，苔薄，脉细弦，按其病症，药后病情平善，服食后，二便正常但心率过缓，建议安置起搏器为妥，合守方出入为用：

生黄芪 30 g　　桂枝 6 g　　　杭白芍 20 g　　橘络 20 g

远志 10 g　　　鸡血藤 15 g　　枣仁 25 g　　　川芎 12 g

天麻 15 g　　　仙鹤草 20 g　　灵芝 10 g　　　甘草 5 g

10 剂，水煎服，日 1 剂。

五诊：2014 年 4 月 23 日。病史同前，刻下：入睡困难，饮食可，大便成形，日行两次，小便调，右腿行走时疼痛，有腰椎间盘突出病史，其余无明显不适，舌质暗，苔薄，脉细缓，治以益气养阴温通心脉：

煨葛根 25 g　　红参 10 g　　　橘络 20 g　　　竹茹 10 g

杭麦冬 15 g　　桂枝 6 g　　　远志 10 g　　　杏仁 25 g

鸡血藤 15 g　　仙鹤草 15 g　　甘草 5 g

10 剂,水煎服,日 1 剂。

【按】本案胸痹乃属脉络瘀阻,平衡失调之征,方中屡用煨葛根,其意何在?葛根一药,原为发散风热之药,有解肌退热,透发麻疹,生津止渴,升阳举陷之功,然而根据临床实践,发现它还有醒脾和胃,蠲痹止痛,调节内环,平衡升降等功效。此外,据现代药理学研究发现,其能使冠状血管血流量增加,血管阻力降低,用之胸痹属胸阳痹阻者,其效尤捷,然其用量需重,且取煨者用之。

胸痹一病,先哲强调此病症之机,乃胸阳不足,阴寒阻滞,如仲景《金匮要略》所述"阳微阴弦,即胸痹而痛……今阳虚知在上焦,所以胸痹心痛者,以其阳虚故也",故古法皆以辛温通阳,温化痰浊为主治,而仲圣瓜蒌白酒半夏汤、枳实薤白桂枝汤及乌头赤石脂汤等均为医家所沿用。至明清医家,又主倡活血化瘀之法以治之,王清任《医林改错》之血府逐瘀汤则堪称典范。然多年临床实践发现,随着时代的变迁,生活环境的改变,本病的致病机因又有所不同,除胸阳不足,阴寒凝滞,瘀血阻络外,气阴两伤,血不荣脉者亦为不少,特别是老年患者尤为多见,以上两案虽用药有所不同,但和血通络、益气养阴之法皆寓于其中。此外,本病总的病机乃属本虚标实,本虚为阴阳气血之不足,标实为阴寒、痰浊、瘀血之阻滞,治虽分清标本虚实,但临证所见多虚实夹杂,故当按虚实主次缓急而兼顾同治,并配合运用有效成药,方可取得较好效果。

7. 癫狂案

梁××,女,18 岁。

初诊时间:2016 年 7 月 22 日。患者确诊"精神分裂症"1 年余,平时喜静坐发笑,自言自语,有幻听、幻视,情绪急躁,纳食正常,大便溏泄,夜寐多梦,舌红,边有齿痕,苔薄白,脉弦滑。以症

论之当属中医癫狂,其之机因有责于心肝伏热所致,故以芳香开窍,安神定志之剂治之,方药如下:

天竺黄 10 g	胆南星 10 g	浙贝母 10 g	远志 10 g
炙僵蚕 10 g	青龙齿 40 g	酸枣仁 25 g	麦冬 12 g
竹茹 10 g	炒川连 3 g	琥珀 9 g	

10 剂,水煎服,日 1 剂。

另:安宫牛黄丸 2 粒,每服半丸,日一次,开水送下。

【按】中医常将癫狂并称,所谓"重阳者狂,重阴者癫"。其表现常为神志异常,语无伦次或神思恍惚,反应迟钝等特征,病重时有喜笑失常,颠倒错乱之态。癫狂多由七情内伤,气血内滞,屈无所伸,怒无所泄,上扰清窍,蒙蔽心神而成,治癫狂着重开郁,应依其标本缓急顺应而治。安宫牛黄丸源自《温病条辨》,乃治疗温热病热入心包而出现神昏谵语或昏愦不语之代表方,为中医"三宝"之首,其功用极为广泛,凡温热病,热邪炽盛,内陷心包,扰及神明而见高热烦躁,神昏谵语者,用之冥不获效,现代医家每将其用于"乙脑""流脑""中毒性肺炎""尿毒症""脑血管意外""肝昏迷"等属痰热昏厥者,疗效亦宏。然临症中发现其更能治疗精神分裂症、抑郁症、不明原因低热等多种病症,临床应用此药亦有其相应的适应证,热扰心神乃为其应用之关键。

三、脾胃系病证

1. 胃脘痛案 1

孔××,女,36 岁。

一诊:2013 年 10 月 31 日。胃脘痛十余年,刻诊:进食后反酸,嗳气伴烧心感,时有隐痛放射到后背酸胀不适,口干、口气稍重,食纳可,二便尚调,月事如常,舌质淡红,苔薄黄,脉弦数。平素性情急躁,畏寒。2013 年 9 月 12 日,胃镜示:(胃窦)慢性浅表性萎缩性胃炎(中度)伴糜烂及(中度)肠化,部分腺体呈中度非典型增生。偏头痛病史。证属肝气横逆,湿浊内蕴,胃失和降之征,予以降逆和胃,开郁醒脾为治,方药如下:

姜竹茹 10 g	代赭石 15 g	法半夏 12 g	橘络 20 g
绿梅花 20 g	石斛 15 g	炒川连 3 g	炒丹参 15 g
柴胡 10 g	天麻 15 g	檀香 6 g	

10 剂,水煎服,日 1 剂。

二诊:2013 年 12 月 28 日。病史同前,药后胃肠症状均明显好转,后背酸痛亦减轻,刻诊:食纳、二便均尚调,眠较前安,2013.11.30 B超示:子宫肌瘤(34 mm×30 mm),血生化示:胆固醇 7.70 mmol/L。近日咽痒干咳,舌质淡红,苔薄白,脉细弦稍数,月事正常,时有少腹坠胀。证属肝郁气滞,气机逆乱之征,予以仿黄连温胆加减为治,方药如下:

姜竹茹 10 g	枳壳 15 g	陈皮 10 g	姜半夏 12 g
绿梅花 20 g	炒川连 3 g	酸枣仁 30 g	川芎 12 g
贯众炭 15 g	白芍 30 g	代赭石 12 g	炒诃子 15 g
合欢皮 30 g	甘草 5 g		

10 剂,水煎服,日 1 剂。

三诊:2014 年 3 月 19 日。前因胃脘痛来诊数次,药后症情已大为改善,刻诊:眼目时有干涩,眉棱骨压痛,咽干时轻咳,少痰,咯吐不爽,仍有多食易胀偶伴嗳气,后背酸痛感仍有,夜间明显。食纳可,二便尚调,眠尚安,易醒。月事周期尚常,经色偏淡,舌质暗红,苔薄黄稍干,脉弦细,平素畏寒,慢性萎缩性胃炎伴肠化,子宫肌瘤病史,证属肝胃不和,气机逆乱之征,予以仿黄连温胆加减为治。方药如下:

姜竹茹 10 g	枳壳 15 g	法半夏 12 g	陈皮 10 g
绿梅花 20 g	炒川连 3 g	乌梅 10 g	白芷 10 g
天麻 15 g	白芍 30 g	川芎 10 g	酸枣仁 25 g
桂枝 6 g	甘草 5 g		

10 剂,水煎服,日 1 剂。

2. 胃脘痛案 2

方×,男,33 岁。

一诊:2014 年 5 月 9 日。素来饮食不节,嗜食辛辣,近三月来出现胃脘灼热闷胀时伴刺痛,夜间为甚,活动后加重,咽痒易咳,痰多色白,食后口中酸楚感,唇内时发溃疡,食欲欠佳,大便质稀,日行 3～4 次,滞下难尽,小溲偏黄,夜眠欠稳,舌质红,苔白腻,脉来弦滑,HP(＋)。证属肝胃不和,湿邪内蕴之征,予以降逆和胃、化浊畅中为治,方药如下:

姜竹茹 10 g	枳壳 15 g	橘络 20 g	法半夏 12 g
绿梅花 20 g	炒川连 3 g	代赭石 12 g	蒲公英 15 g
生军炭 3 g	酸枣仁 25 g	谷芽 25 g	

10 剂,水煎服,日 1 剂。

二诊:2014 年 5 月 20 日。药后症情有所改善,以症脉相参,拟原方继以调之,方药如下:

竹茹 10 g	苍术 15 g	枳壳 15 g	陈皮 10 g
法半夏 12 g	绿梅花 2o g	炒川连 3 g	砂仁 9 g
炒丹参 5 g	谷芽 25 g	檀香 6 g	

10 剂,水煎服,日 1 剂。

三诊:2014 年 5 月 30 日。病史同前,药进后胃脘灼痛基本消失,夜间及劳作后偶有反复,肠鸣时作,大便日行 3 次,尚成形,小溲色黄,自觉精力少济,夜眠多梦。舌质暗红,边轻齿痕,苔薄黄腻,脉细弦,证属肝气横逆,胃失和降之征,予以仿黄连温胆和代赭石加减为治,方药如下:

姜竹茹 10 g	枳壳 15 g	橘络 20 g	法半夏 12 g
绿梅花 20 g	炒川连 3 g	代赭石 12 g	乌贼骨 15 g
川厚朴花 10 g	炒丹参 15 g	檀香 6 g	

10 剂,水煎服,日 1 剂。

四诊:2014 年 6 月 11 日。病史同前,症状明显减轻,少食即胀,嗳气,矢气则缓,口酸,偶咳,大便日行 1~2 次,时有黏滞,小便调和,舌暗红,苔根部稍腻,脉虚弦,枕部畏寒,HP(+),按其药后好转,故仍原方出入为用,方药如下:

姜竹茹 10 g	枳壳 15 g	陈皮 10 g	法半夏 12 g
炒川连 3 g	绿梅花 20 g	蒲公英 15 g	代赭石 12 g
乌贼骨 15 g	川厚朴花 10 g	炒诃子 10 g	

10 剂,水煎服,日 1 剂。

【按】胃脘痛是内科常见病之一,也是以中药治疗最多而疗效较好的一类疾病。考之机因,病初在气,进而则出现气滞血瘀,病虽在胃,或由肝所及,或脾失健运,湿邪阻滞等所致。治宜理气和络,和胃调中。但要注意理气而不破气,燥湿而不伤阴,活血而不动气,调经而不伤络的治疗原则,故提出"解痛""调节"的两步法施于临床,收效良多。而胃病易于复发,多缘于精神因素、饮食不节或药物使用不当等原因。实验查明,幽门螺旋杆菌难以杀灭,因为它能分解尿素酶,把胃液中的尿素分解成氨,造成局部有利其生长繁殖的碱性环境,使许多药物对其"鞭长莫及"和无能为力,故即使幽门螺旋杆菌被消灭,不过周年半载又可"死灰复燃",旧病复起。可见治胃病尤当杀菌方可。对此余在临证中分析其乃由脾虚内湿,湿邪阻滞,胃气不和,木郁侮之所致。治宜健脾燥湿,清化湿热,降逆和胃,使脾升胃降,和煦肝木则可灭菌,绝其复燃。

3. 胃脘痛案 3

夏××,女,54 岁。

一诊:2015 年 4 月 7 日。年逾五旬,形体偏弱。胃疾有年,胃镜示慢性浅表性胃炎伴糜烂,经常胃脘不适,嘈杂泛酸,纳差一般,大便偏干,刻下头晕乏力,睡眠欠稳,舌红苔薄脉来虚弱,此系肝气横逆脾胃失和,心脑失养之症,予以降逆和胃,养血安神为

治,方药如下:

煨葛根 25 g	枳壳 15 g	姜竹茹 10 g	姜半夏 12 g
绿梅花 20 g	石斛 15 g	炒川连 3 g	天麻 15 g
酸枣仁 25 g	代赭石 12 g	谷芽 25 g	

7剂,水煎服,日1剂。

二诊:2015年5月12日。前药服后,胃脘不适有减,刻诊:仍见头昏乏力,口干不思饮,眼目干涩,食欲欠佳,稍多食则脘胀不舒,大便干结,数日一行,痔疮见复。胃脘嘈杂情形仍有,夜眠欠稳,舌质暗红,苔薄少脉细弦,腰易酸楚,按其疾证,当以健脾益肾,调肺和胃为治,方药如下:

煨葛根 25 g	北沙参 20 g	姜竹茹 10 g	枳壳 15 g
姜半夏 12 g	天麻 15 g	杜仲 20 g	绿梅花 20 g
酸枣仁 25 g	代赭石 12 g	肉苁蓉 15 g	决明子 10 g
密蒙花 15 g	谷芽 25 g		

10剂,水煎服,日1剂。

三诊:2015年6月2日。病史同前,药后平善,食欲较好,睡眠略有改善,刻下胃脘时有烧灼不适,食后胀满,易疲劳,眠浅多梦,头晕,耳闷,心烦易怒,口干不欲饮,目涩,舌唇灼热不适,晨起汗出疲惫,大便1~2天一次,干结,排解费力,舌红苔薄脉弦细,Y-GT 121μ/L,按其舌脉系由木旺土虚,气机失调所致,予以随机而图之,方药如下:

北沙参 20 g	淮小麦 30 g	枳白芍 30 g	竹茹 10 g
枳壳 15 g	绿梅花 20 g	合欢皮 30 g	酸枣仁 25 g
天麻 15 g	石斛 15 g	磁石 40 g	仙鹤草 15 g
炒川连 3 g	谷芽 25 g		

10剂,水煎服,日1剂。

4. 胃脘痛案4

王××,女,52岁。

一诊:2014 年 6 月 27 日。患者年逾五旬,月事始绝,素有胃疾,检有慢性萎缩性胃炎,情绪急躁,潮热汗出,刻诊:眼目胀涩,矢气偏多,胸前闷堵不适,腰背酸重,食纳尚可,大便不规律,日1~2 行,不成形,小溲时有偏黄,夜眠尚可,舌质红,苔薄白,脉弦略缓,颈椎病史。证属肝强脾弱,胃失和降之征,予以开郁醒脾,降逆和胃为治,方药如下:

煨葛根 25 g	枳壳 15 g	姜竹茹 10 g	橘络 20 g
姜半夏 12 g	绿梅花 20 g	炒诃子 12 g	乌梅 10 g
菊花 12 g	佛手 15 g	灯心草 3 g	檀香 6 g

10 剂,水煎服,日 1 剂。

二诊:2014 年 7 月 16 日。病史同前,药后潮热汗出有减,眼目胀涩减轻,刻诊:仍见胸中闷堵,嗳气频作,胃脘时有隐痛,食纳、二便均已复常,夜眠尚安,舌质淡红,苔薄黄,脉来弦缓,易于困倦,按其药后转归考虑,证属肝气横逆,尚未攻平,予以镇逆和胃,纠偏去弊为治。方药如下:

煨葛根 25 g	代赭石 12 g	枳壳 15 g	姜竹茹 10 g
橘络 20 g	姜半夏 10 g	佛手 15 g	炒诃子 10 g
绿梅花 20 g	菊花 12 g	檀香 6 g	

10 剂,水煎服。日 1 剂。

5. 便秘案 1

丁××,女,36 岁。

一诊:2014 年 6 月 3 日。反复便秘 2 年余,7~14 日一行,干结如羊粪。右下腹隐痛,口干不欲饮,时有左侧耳后淋巴结肿痛和手足麻木不适,月经规则,量偏多,夹血块,经前乳痛,经前双腿两侧疼痛,经后会阴瘙痒,小便调和,食眠尚可,舌暗红,苔薄黄腻,脉细弦。证属肝郁气滞,气机失调,予以条达解郁,润肠通便为治,方药如下:

枳壳 15 g	柴胡 10 g	夏枯草 15 g	瓜蒌皮、仁各 10 g

川芎 10 g　　　天麻 15 g　　　干生地 18 g　　　杏、桃仁各 10 g

蒲公英 20 g　　鸡血藤 15 g　　贯众炭 15 g

鲜荷梗一尺为引,15 剂,水煎服,日 1 剂。

二诊:2014 年 6 月 18 日。病史同前,药后大便较前有解。刻诊:大便多 2 日一行,先干后软,口干引饮,颈后肿痛,手足麻木均未再现,经前乳痛仍见,月经量较前有减,血块减少,带下色稍黄,腥臭味,舌质淡,苔薄腻,脉细弦。按其药后转向当以顺应为治,以善其后:

竹茹 10 g　　　枳壳 15 g　　　瓜蒌皮、仁各 12 g　　柴胡 10 g

川芎 10 g　　　天麻 15 g　　　杏、桃仁各 10 g　　　萆薢 15 g

黄柏炭 12 g　　合欢皮 30 g　　透骨草 15 g　　　　贯众 15 g

杜仲 15 g

鲜荷梗一尺为引,10 剂,水煎服,日 1 剂。

三诊:2014 年 6 月 27 日。服前方时大便秘结情况有减轻,1～2 日一行,先干后软,口干喜饮,食纳如常,带下色黄减轻,仍有异味,右股内侧淋巴结肿大,时有头皮瘙痒,腰酸时作。舌质淡白,苔白腻,脉细弦。为心肝伏热,湿热下注,予以清肝泄热,化浊利湿为治,方药如下:

淮小麦 30 g　　竹茹 10 g　　　枳壳 15 g　　　　麦冬 12 g

蝉衣 6 g　　　夜交藤 25 g　　杏、桃仁各 10 g　　黄柏炭 12 g

贯众 15 g　　　杜仲 20 g　　　川楝子 10 g　　　萆薢 15 g

龙胆草 5 g

鲜荷梗一尺为引,10 剂,水煎服,日 1 剂。

6. 便秘案 2

冉××,女,52 岁。

一诊:2014 年 6 月 6 日。年过五旬,素有便秘多年。刻诊:少腹胀痛不舒,时有隐痛。大便数日一行,无便意,易于急躁,食而无味,小便偏多,睡眠尚安,舌质红,苔滑腻稍黄,脉细弦。此乃虚

实夹杂,腑气失利为患,拟予益气养阴,润肠通便为治,方药如下:

葛根 25 g	北沙参 20 g	仙鹤草 20 g	枳壳 15 g
女贞子 15 g	竹茹 10 g	合欢皮 30 g	杏、桃仁各 10 g
肉苁蓉 15 g	芒硝 6 g	谷芽 25 g	炒川楝 12 g

鲜荷梗一尺为引,10 剂,水煎服,日 1 剂。

二诊:2014 年 7 月 16 日。病史同前,药后大便日行一次,时夹黏液,有排不尽感,仍有胃脘隐痛,少腹胀满,时嗳气,反酸,头疼,心烦,小便调和,睡眠欠安,舌暗,尖红,苔薄,脉细弦。白细胞减少,此乃痞证,拟守原方,出入为用,方药如下:

北沙参 20 g	仙鹤草 20 g	枳壳 15 g	竹茹 10 g
女贞子 15 g	佛手 15 g	杏、桃仁各 10 g	肉苁蓉 15 g
芒硝 6 g	谷芽 25 g	川朴花 12 g	

鲜荷梗一尺为引,10 剂,水煎服,日 1 剂。

7. 腹痛案 1

邹××,男,47 岁。

一诊:2015 年 6 月 2 日。反复腹痛三年余,痛无定处,以下腹多见,矢气多,排气后腹痛好转,腰痛,尿频,有排不尽感,偶黄,肛门瘙痒,偶坠,睾丸痛,膝关节酸,大便日行 1~2 次,成形,食眠可,舌暗,苔腻微黄,脉弦细。此乃肝失疏泄,腑气失利,予以疏肝理气,调和肠胃为治,方药如下:

竹茹 10 g	陈皮 10 g	清半夏 12 g	枳壳 15 g
炒川连 3 g	绿梅花 20 g	橘核 15 g	杜仲 20 g
川楝子 12 g	延胡索 15 g	苦参 10 g	车前草 12 g

10 剂,水煎服,日 1 剂。

二诊:2015 年 6 月 12 日。药后病情明显改善,刻诊:腹痛隐隐,肛门瘙痒,小便频急,涩痛感,腰酸时作,食眠可,大便日行 1 次,不成形,舌暗红,苔白腻,脉弦细。诊断如前,拟内外同治,以观疗效,方药如下:

竹茹 10 g	法半夏 12 g	枳壳 15 g	苏梗 10 g
炒川连 5 g	延胡索 15 g	川楝子 12 g	绿梅花 15 g
橘核 20 g	石斛 15 g	车前草 12 g	

10 剂,水煎服,日 1 剂。

外用方:蒲公英 30 g,蛇床子 10 g,苦参 15 g,晚蚕沙(布包)50 g,5 剂,纱布煎水外用,用一日休三日,再更换。

8. 腹痛案 2

宣××,女,36 岁。

一诊:2015 年 5 月 5 日。五年前因 CIN 三级,行子宫全切。术后一年左右出现右下腹不定期疼痛,需行西药解痉止痛方能缓解,自诉右下腹疼痛之前胃脘觉隐痛不适,渐及腹部进而引发右下腹疼痛,伴呕吐,便秘,进食不慎及饮酒后易诱发。舌红尖甚,苔薄黄,脉沉细。此乃术后出现失调,气机阻滞所致,予以调节气机,理气止痛为治,方药如下:

柴胡 10 g	枳壳 15 g	白芍 30 g	郁金 15 g
延胡索 15 g	姜半夏 12 g	竹茹 10 g	杏、桃仁各 10 g
檀香 6 g	橘核仁 20 g	甘草 5 g	

10 剂,水煎服,日 1 剂。

外用:乌药 15 g 晚蚕沙 50 g 小茴香 10 g,纱布外敷少腹部。

9. 泄泻案 1

于××,男,11 岁。

就诊时间:2014 年 7 月 9 日。素体瘦弱,反复遇风受凉即腹痛而泻,便下稀溏,黏滞难尽,时逾两年,屡治乏效。刻诊:食纳欠佳,食后易嗳气,遇风即易腹泻,小溲尚调,夜眠磨牙,易汗出,舌红、尖甚,苔薄白,脉弦滑数。综合脉症,乃木贼土虚,运化失良,予以扶土泻木,健脾和胃为治,方药如下:

太子参 12 g　　白术 9 g　　　枳壳 10 g　　防风 10 g

陈皮 10 g　　　白芍 15 g　　　藿香梗 10 g　乌梅 10 g

炒川连 2 g　　五谷虫 10 g　　谷芽 15 g

10 剂,水煎服,日 1 剂。

【按】前贤虽有"无湿不成泄"之谓,然证之临床,久病泄泻,每见其泄久伤阴之象,加之医者治泄专以辛温刚燥之剂,故久泄之人,处处虑及其津液之虚盈。前案反复腹泻一年余,久治不愈,今发热、口干喜饮,舌红苔黄,脉弦,呈现阴虚湿热之势,遂方中佐用白芍、石斛等甘寒养阴之品,以养阴纠偏,且石斛、白芍尚有养阴而清化之专长,无须虑其碍湿助泄之弊。后者方中加入五谷虫,此药味咸性寒,入脾胃二经,其功专以化积消滞、清热解毒为主,《纲目》云其:"治小儿诸疳积、疳疮、热病谵妄、毒痢作吐。"临床除以此药治疗小儿疳积、消化不良等症外,凡痢疾、泄泻等胃肠有积垢,便前腹痛,大便夹有胶冻黏液者,每用之以健脾消滞、荡涤积垢,疗效极佳。本案慢性腹泻,便前腹痛,大便夹有黏液,乃为虚中夹实之象,故用此以健脾消滞止泻。

10. 泄泻案 2

蒋××,男,33 岁。

就诊时间:2014 年 8 月 7 日。反复腹泻一年余,发作日行 4～5 次,不成形,有排不尽感,胃脘烧灼不适,脐周怕凉,自觉体温高(测体温正常),口鼻出气灼热。痤疮时作,下午烦躁,头昏,双下肢沉重,口干喜饮,入睡困难,饮食尚可,小便调和,舌红,苔黄,脉弦。肠镜示:末端回肠多发溃疡,病理:黏膜急慢性炎伴糜烂,灶性区域淋巴组织增生,组织挤压。综合脉症,乃脾弱胃强,寒热交错,予以清腑降燥,调和太阴,仿连理汤加味为用,方药如下:

白术 15 g　　　枳壳 15 g　　　石斛 15 g　　生附片 9 g

炒川连 3 g　　白芍 20 g　　　远志 10 g　　酸枣仁 25 g

竹茹 10 g　　　生石膏 15 g　　生薏米 30 g

荷叶一尺为引,7 剂,水煎服,日 1 剂。

11. 痢疾案 1

陈×,女,34 岁。

就诊时间:2015 年 4 月 28 日。发现结肠溃疡息肉 8 年,经西医治疗,症状时轻时重,刻下:消瘦,易疲劳,肠鸣,大便日行 1～2 次,基本成形,肛周脓肿(已切开引流),饮食不慎则脘胀,心烦易怒,口干不欲饮,久坐腰痛,月经规则,量中,夹块,睡眠尚安,小便调和,舌暗红,苔薄白,脉细弦。按其症状,系由腑气失利,湿热内蕴,而致内脏失调,功能紊乱,因痰滞脘,虚实夹杂,从治疗而言,调整剂型,宜用散剂,拟方如下:

苍白术各 15 g	枳壳 15 g	川朴花 12 g	陈皮 10 g
蒲公英 20 g	槐花 15 g	地榆炭 15 g	白芍 30 g
田三七 6 g	谷芽 25 g	薏米 30 g	绿梅花 20 g

10 剂研末,每服 15 g,日三次以开水调下。

【按】现代医学所谓的慢性溃疡结肠炎,在祖国医学中属于"痢疾""滞下"等范畴,中医理论认为:慢性痢疾多由脾胃失调,湿热下注,壅滞肠道所致,其病位虽在肠道,但与脾胃、肝肾有着密切的联系。论其治法多以健脾和胃、清热消滞法为主。在具体治疗中,既要看到脾虚内湿,又要注意湿邪之稽留,若病邪未清,切忌固涩,以免关门留寇,邪留成瘵。显而可知,不能见泻止泻,要以张子和所云"陈莝去而肠胃清,症瘕尽而营卫昌,不补之中有真补者存焉"的名言来指导治疗。本病不论中医、西医对治疗都颇为棘手,临证应依据本病具体特性,拟用散剂调治较为理想。其因有二:古人云"汤者,荡也",中药汤剂具有吸收快、疗效好、能根据症情灵活加减等优点,凡涤除邪气者予汤剂为宜,然脏腑虚弱,久病痼疾之人,又须丸散以缓调之,赵佶《圣济经》云:"散者,取其渐渍而散解,其治在中。"故用汤剂者,其药入胃即被吸收,不如散剂能直达病所,从而对病灶起到直接的治疗作用,此为其一;根据临床实践和相关研究表明,散剂对疮面有一定的机械性保护作用,若加以糯米粉调制,不仅可以补脾止泻,且可矫正药物的刺激而起到保护胃肠黏膜的作用,此为其二。以此法治疗多例慢性溃疡性结肠炎患者,无不取效,可见中医剂型的转换对于疾病的愈合有着至关重要的作用。故对于中医各种剂型在临床中的具体应用,须做进一步研究和总结,以提高中医的临床疗效。

12. 痢疾案 2

曾××,男,30 岁。

就诊时间:2015 年 8 月 25 日。患者三旬,今年初诊为溃疡性结肠炎,当时黏液血便,日行 4～10 次,疲倦乏力,体重下降约 20 千克,住院 2 次后症情得以缓解,今来求治中医。刻诊:情绪焦虑,疲倦乏力,血压偏低(90/60 mmHg),时有头晕,纳可,大便日行一次,成形,时觉右下腹胀痛不适,肛门坠胀,口气较重,入睡困难,舌紫暗,苔黄腻,脉弦。按其症状,予以开郁醒脾,调和肠胃,但针对痛往连肠腑,内膜受伤形成溃疡,调整剂型,宜用散剂,拟方如下:

绞股蓝 15 g	竹茹 10 g	枳壳 15 g	橘络 20 g
马齿苋 15 g	乌贼骨 15 g	田三七 6 g	槐花 15 g
地榆炭 15 g	川连 3 g	石斛 15 g	仙鹤草 20 g
枣仁 25 g	荷叶 10 g		

15 剂研末,每服 15 g,日两次,每次加藕粉 5 g,以开水调下。

四、肝 胆 病 证

1. 胁痛案 1

钱××,女,56 岁。

一诊:2014 年 5 月 28 日。患者有"乙肝"病史,性格内向急躁,右肋下隐痛,多食易饥,胃脘隐痛,口干苦,不欲多饮,时有胸闷、头胀、喜叹息、悲伤欲哭。眠差,易醒,纳食可,二便通调,舌红苔薄黄,脉弦细数。按其症情,乃系肝阴不足,肝胆失利之象,治宜养阴柔肝,利胆止痛,拟一贯煎加减:

北沙参 20 g	石斛 15 g	熟女贞 15 g	甘枸杞 15 g
白芍 30 g	延胡索 15 g	炒川连 3 g	郁金 10 g
炒川楝 12 g	酸枣仁 30 g	绿梅花 20 g	甘草 5 g

10 剂,水煎服,日 1 剂。

二诊:上方守服 20 余天,药后右胁及背后胀痛明显减轻,睡眠、口干苦皆有好转,唯进油腻食物,右胁及上腹部偶有隐隐作痛,前法得效,治守原法稍以更删:

北沙参 20 g	石斛 15 g	杭白芍 30 g	熟女贞 15 g
延胡索 15 g	郁金 10 g	绿梅花 20 g	枳壳 12 g
甘枸杞 15 g	炒丹参 15 g	焦山楂 15 g	谷芽 25 g

15 剂,水煎服,日 1 剂。

嘱其忌食油腻食物,忌酒,保持心情舒畅,防止过度疲劳。

【按】柴胡,疏肝利胆,理气解郁,确为治疗肝胆疾病之要药。然其性升散,有劫阴耗液之嫌,肝经郁滞初始,未延及阴伤者,用之则可,若阴虚肝火偏盛之质用之则恐失经旨;刘潜江曾述"柴胡为用,必阴气不舒致阳气不达者,乃为恰对,若阴气已虚者,阳气无依而欲越,更用升阳,是速其毙耳"。本案胁痛日久,性情急躁,阴虚火胜之势已显,故案中以郁金、绿梅花芳香性平之品易柴胡,药异而功同,且无劫阴升阳之弊。本案胁痛得之日久且性情急躁,故见口中干苦,舌红少苔,脉弦细数等阴虚内热之象,其治应重在柔养肝阴而非疏利肝胆,清养则肝调络达,疏利则伤阴助火,故方中主以一贯煎合芍药甘草汤柔养肝阴,金铃子散通络止痛,郁金、绿梅花芳香通达。本案辨证明晰,用药精细,故效显病愈。

2.胁痛案 2

张××,男,52 岁。

一诊:2014 年 6 月 17 日。反复右胁部隐痛不适五年余,再发两月,曾行胃镜检查:慢性胃炎伴糜烂,外院经治好转,但症状时有反复,近两月再发,伴口臭,自汗盗汗,易疲劳,打鼾,夜眠流涎,双膝关节易出冷汗偶伴疼痛,溲黄,大便日行 1~2 次,时有不成形,睡眠佳。舌暗红,苔薄白腻,脉弦。按其脉症拟方以调之,方药如下:

北沙参 20 g	竹茹 10 g	石斛 15 g	炒川连 3 g
远志 10 g	碧桃干 30 g	木瓜 15 g	鸡血藤 20 g
车前草 12 g	炒桑叶 10 g	泽泻 12 g	

10 剂,水煎服,日 1 剂。

二诊:2014 年 7 月 9 日。病史同前,药后胁痛明显好转,自汗、盗汗、疲劳均减轻,仍有口臭溲黄和左膝关节疼痛,关节凉好转,夜间流涎,舌暗,苔薄,脉弦。按其药后症减,其他未变,故守方出入为用,方药如下:

北沙参 20 g	石斛 15 g	炒桑叶 10 g	竹茹 10 g
炒川连 3 g	生石膏 15 g	桂枝 6 g	车前草 12 g
鸡血藤 20 g	枳白芍 20 g	木瓜 15 g	甘草 5 g

10 剂,水煎服,日 1 剂。

3.积聚案

徐××,男,47 岁。

一诊:2014 年 7 月 16 日。患者年过四十,乙肝病史 10 余年,发现肝硬化半年,现患者全身无力,萎黄,两胁部疼痛,右侧为甚,偶有视物模糊,眠差,纳食可,小便黄,大便正常,辅检:B 超示:肝硬化,肝右叶钙化灶,胆囊息肉;肝功能示:ALT 47U/L,AST 43U/L。舌红苔薄黄,脉弦数。按其病证考之乃系木贼土虚,血脉瘀滞,证属"积聚"范畴,拟予扶土抑木,燮理阴阳为先。

北沙参 20 g	石斛 15 g	杭白芍 30 g	绿梅花 20 g
酸枣仁 30 g	佛手 15 g	茵陈 30 g	柴胡 10 g
炒丹参 15 g	车前草 15 g	炮山甲 6 g	醋制鳖甲 15 g

10 剂,水煎服,日 1 剂。

二诊:服前中药,脘腹痞满缓解,右侧胁肋部疼痛不适,小便黄,齿龈出血,口干咽燥,怕热,夜寐欠安,多梦,大便正常,舌暗红,有瘀斑,苔黄,脉细弦。此乃阴虚火旺、水不涵木之征,拟予滋水养木,燮理阴阳法为治:

北沙参 20 g	石斛 15 g	干生地 15 g	杭白芍 30 g
熟女贞 15 g	炙龟板 25 g	龙胆草 6 g	杭麦冬 12 g
酸枣仁 30 g	丹参 15 g	车前草 15 g	土鳖虫 10 g

15 剂,水煎服,日 1 剂。

三诊:服前药后,胁部疼痛明显减轻,现口干咽痛,晨起明显,睡眠转好,小便微黄,大便偏干,纳食可,此乃肝病日久,阴火内动,上扰于心所致,拟方:

北沙参 20 g	石斛 15 g	生地 18 g	炙龟板 20 g
熟女贞 15 g	鳖甲 15 g	炒丹参 15 g	杭白芍 30 g
炒川连 3 g	肉桂 1 g	润元参 12 g	白茅根 20 g

15 剂,水煎服,日 1 剂。

【按】本案患者有肝炎病史,发现肝硬化已有半年,刻下两胁疼痛,右侧为甚,未见腹水,证属"积聚";然临床治疗此病不可为现代医学所限,一味攻消,要根据本病的具体症候,坚持中医辩证思维,方能突显中医治疗此病的特色和优势。本案除有胁肋疼痛之外,尚有口干咽燥,牙龈出血,手足心热,小便黄,舌红少苔等诸多阴虚火旺之象,此乃肝病久延,肝阴受损,水不涵木所致。故总以滋水涵木,燮理阴阳之法贯穿始终,其中又以三甲软坚散结,通络止痛;车前、茵陈清利小便,泻热退黄;石膏、茅根凉血止血;川连、肉桂交通心肾,以安不寐;更以大黄蟅虫丸活血消癥,以治其本。其治法用药谨守病机,环环相扣,虽属顽疾,调理数月,诸症皆平。

4. 头痛案

张××,女,50岁。

一诊:2014年7月17日。形体素弱,卫表不固,易于外感,平时情绪不遂,睡眠不稳,大便稀溏,不时头痛新起,面部乍红,动则汗出,舌质暗淡、苔薄滑,脉象虚弦。综合脉证乃由脾失健运,阴阳失调,虚阳上浮所致,证属"太阴头痛"。拟予化痰醒脾、平衡阴阳法为用。方仿葛根半夏天麻白术汤加味。处方:

煨葛根 25 g	姜竹茹 10 g	焦白术 15 g	广橘红 10 g
姜半夏 12 g	远志筒 10 g	酸枣仁 30 g	合欢皮 20 g
明天麻 15 g	煅磁石 30 g	川芎 10 g	谷芽 25 g

10剂,水煎服,日1剂。

二诊:药后症减,睡眠、饮食均见改善,唯面部乍红,肢冷自汗依存,舌脉相应,故改用调和营卫、潜阳和阴之剂以治之。处方:

桂枝尖 6 g	杭白芍 20 g	煅龙牡各 20 g	煨葛根 25 g
绿梅花 20 g	远志筒 10 g	酸枣仁 25 g	明天麻 15 g
川芎 10 g	姜竹茹 10 g	粉甘草 5 g	

10剂,水煎服,日1剂。

三诊:经诊2次,服药20剂,面部乍红转好,诸症虽减,但仍不稳定。拟健脾和中、调和气血继以图之。处方:

煨葛根 25 g	桂枝尖 6 g	杭白芍 20 g	绿梅花 20 g
酸枣仁 25 g	明天麻 15 g	川芎 10 g	白芷 10 g
石楠叶 10 g	姜竹茹 10 g	粉甘草 5 g	

10剂,水煎服,日1剂。

四诊:自述上方间断服用30余剂,时过半年诸症转好,头痛痊愈,唯脾胃不和,运化少力,矢气偏多,舌淡苔薄,脉象虚缓,治宜健脾和胃以收功。原方去石楠叶、川芎、白芷,加白术15g、枳壳

12 g、诃子 15 g。

【按】本例患者形体素弱,动则汗出,纳食不佳,大便稀溏,舌质暗淡、苔薄滑,实属太阴头疼,故采用化痰醒脾、调和气血法,方取葛根竹茹二陈加味为用。以葛根升清降浊、启发脾机,配二陈健脾化痰、和胃调中,取天麻、川芎、白芷、石楠、绿梅花入其中,以治血祛风、芳香醒脾、解痉止痛;并用二加龙牡汤以调和营卫、平衡阴阳;而直达病位解决头痛之疾,功在天麻、川芎、石楠直入于上之力。

5. 眩晕案 1

范××,女,45 岁。

一诊:2013 年 3 月 12 日。患者四十有五,反复头晕四五年,时有耳鸣,颈肩紧张,双胁肋部胀痛不适,心烦,口干苦,双目干涩多泪,鼻腔干,手足不温,月事规则,量少色暗,偶夹血块,经前乳痛,咽部有异物感。大便日行一次,干燥,小便尚调,食眠尚可,舌暗红,苔薄黄,脉细弦。其为过敏体质。证属肝郁气滞,相火心扰,当以清平相火,调和气血为治,方药如下:

代赭石 15 g	杭白芍 30 g	枳壳 15 g	煨葛根 25 g
茺蔚子 15 g	远志 10 g	夏竹茹 10 g	天麻 15 g
川芎 10 g	磁石 40 g	杏、桃仁各 10 g	

10 剂,水煎服,日 1 剂。

二诊:2014 年 3 月 26 日。病史同前,药后头晕耳鸣加重。刻下:头顶至后脑放射样疼痛,眼目干胀,口鼻干,咽部有异物感,食欲佳,二便调,入睡困难,舌质红,苔白腻,脉细弦。方药如下:

代赭石 12 g	陈皮 10 g	枳壳 15 g	煨葛根 25 g
合欢皮 30 g	远志 10 g	竹茹 10 g	天麻 15 g
酸枣仁 25 g	川连 3 g	杏、桃仁各 10 g	半夏 12 g

15 剂,水煎服,日 1 剂。

6. 眩晕案 2

朱××,男,59 岁。

就诊时间:2014 年 7 月 30 日。患者年届六旬,素有高血压病、颈椎病多年。刻诊:头昏欠爽,眼目涨涩,口干思饮,动易汗出,劳则气短,口淡乏味,食纳偏少。食后胃脘易胀满,大便不成形,日一行。夜眠多梦。舌质红,苔黄腻。脉弦缓。证属肝郁脾虚,平衡失调,拟方以调之,方药如下:

代赭石 12 g	泽泻 12 g	枳壳 15 g	煨葛根 25 g
佛手 15 g	远志 10 g	竹茹 10 g	天麻 15 g
绿梅花 20 g	橘络 20 g	酸枣仁 25 g	川连 3 g

15 剂,水煎服,日 1 剂。

【按】眩晕一证,历代医家立说众多,各有所宗。临床所见由气郁所致者为数不少,当责之于肝,因肝喜条达,主司疏泄,其对全身脏腑气机升降出入之间的平衡协调起着重要作用,一旦失调则气逆风动,上扰清空,发为眩晕。治用逍遥。不过根据症情既有清阳不升,又有气血失调的征象,故取方用药,不可固执不变,今所取逍遥意在舒肝开郁,调和气血,药只取柴胡、白芍协调为用,使升发不致太过,解郁舒肝可更益彰。而方中重用葛根、赭石以平衡升降;以泽泻甘淡之味以泻浊邪,助以降之;同时以竹茹协调诸药,调和中州,使药收纳;药用天麻、茺蔚直至清空而祛风活血,调和经脉。全方合力恰到好处。

7. 眩晕案 3

于×,女,74 岁。

就诊时间:2014 年 2 月 19 日。患者年逾七旬,反复发作性头晕三十余年,发作时视物旋转,甚则呕吐,双手麻木,夜间时有下肢抽搐,口干苦,不欲饮,便秘,2~3 天一次,小便黄,眠差,长期服用安眠药帮助睡眠,有高血压病、脑梗死病史,舌红,少苔,脉细。

证属阴虚阳衰,平衡失调之证,拟方以资平衡,方药如下:

北沙参 20 g	代赭石 15 g	枳壳 15 g	煨葛根 25 g
法半夏 12 g	酸枣仁 30 g	竹茹 10 g	天麻 15 g
灯心草 3 g	琥珀 10 g	杏、桃仁各 10 g	石斛 15 g

15 剂,水煎服,日 1 剂。

8. 瘿瘤案 1

甘××,男,37 岁。

一诊:2014 年 2 月 18 日。因检示甲状腺功能亢进症服西药一年余,日前行甲状腺功能检示正常。刻诊:双目眼球实胀、干涩,时有头昏,口干喜饮,易汗出,心慌。情绪易急躁,食纳可,二便如常,夜眠欠安。欲求中医调理善后。舌质暗红,苔中薄腻,脉来弦数稍细。证属"瘿瘤",乃由肝郁不达,郁久阴伤,心神受扰所致,予以柔养肝肾,清平二火为治。方药如下:

北沙参 20 g	淮小麦 50 g	杭白芍 30 g	甘枸杞 15 g
石斛 15 g	青葙子 15 g	夏枯草 15 g	谷精草 15 g
酸枣仁 25 g	熟女贞 15 g	合欢皮 30 g	甘草 5 g

15 剂,水煎服,日 1 剂。

二诊:2014 年 5 月 28 日。病史同前,药后行甲状腺激素检测未见异常。刻下仍见眼目外突,干涩易胀,畏光易流泪,视物欠清,口干喜饮,心慌汗出,盗汗,情绪仍易急躁,食欲欠佳,稍多食易胀满,大便调和,小溲偏黄,夜眠易醒。舌质暗红,苔薄黄稍腻,脉弦稍滑数。证析如前,药后平善,而症状仍存,按其病证如斯欲速不达,只仍缓调有望改善为本。方药如下:

北沙参 20 g	石斛 15 g	炙龟板 15 g	杭白芍 30 g
碧桃干 30 g	酸枣仁 25 g	菊花 15 g	合欢皮 30 g
甘枸杞 15 g	车前草 12 g	谷芽 25 g	杭麦冬 12 g

15 剂,水煎服,日 1 剂。

【按】瘿瘤一症,即现代医学所谓的单纯性甲状腺肿大、甲状腺功能亢进症、甲状腺肿瘤等疾病,其中以甲状腺功能亢进症为多,今所举诸案皆系此病。本病临床多表现为甲状腺肿大,并伴有急躁易怒、眼球外突、消瘦易饥、失眠盗汗等症。根据本病的临床特征,中医将其致病机因归纳为"气""痰""火""瘀"。故陈实功《外科正宗·瘿瘤论》曾有"夫人生瘿瘤之症,非阴阳正气结肿,乃五脏瘀血、浊气、痰滞而成"之谓。而四者之中又以"气郁"为主导,气郁则痰凝瘀结,郁久则化火伤阴。故本病之治,应先以治气,前贤四海舒郁丸用治本病,疗效确切,沿用至今。不过临证时需作具体分析,其病位虽属实象,而病证日久也可由实转虚,所以往往不能单一地从"实"论治,应注意"虚"的一面,养阴柔肝、补益心脾亦为大法。方中黄药子一味,乃治疗本病之要药。考之本草,具载其有凉血、降火、消瘀、解毒之功,《本草纲目》更有用黄药子酒治瘿病之记载,临床验之确有卓效,此药治瘿之理全在"凉血降火"之能,概瘿病每有火热内炽见症,但其症若无火热之象,用之非但无益,且有损伤肝脏的可能。

9. 瘿瘤案 2

王××,男,44 岁。

一诊:2015 年 4 月 28 日。患者一年半前查出有甲状腺功能亢进症,未曾服药,刻诊:乏力,自汗,心慌,怕热,脚踝至小腿处瘙痒后皮肤色素加深,二便调,眠佳,舌质偏红,苔薄,脉弦数。FT3 15.56 pg/ml,FT4 2.65 ng/dl,TSH 0.006 uIU/ml,丙氨酸氨基转移酶 96 U/L,天门冬氨酸氨基转移酶 47 U/L。综合脉症,考之乃系肝失条达,相火内扰,心受所累,水火失交,证属瘿瘤,按其病证,当宜清平二火,交通心肾为先策。方药如下:

北五味 10 g	北沙参 20 g	杭麦冬 15 g	熟女贞 15 g
杭白芍 30 g	夏枯草 15 g	酸枣仁 25 g	淮小麦 50 g
远志 10 g	炙龟板 30 g	炒川连 3 g	甘草 5 g

10 剂,水煎服,日一剂。

二诊:2015年5月26日。病史同前,药后心慌情形有缓,刻下仍见劳易汗出,怕热,双下肢膝踝之间瘙痒,皮色偏暗,舌质暗红,边有瘀斑,苔薄白稍腻,脉来弦数略滑。以脉症相参,此系病证当责于肝,法宜滋养下元,清热凉血。方药如下:

炙龟板 30 g	熟女贞 15 g	旱莲草 25 g	北沙参 20 g
石斛 15 g	杭白芍 30 g	干生地 12 g	夏枯草 15 g
酸枣仁 25 g	淮小麦 50 g	琥珀 10 g	甘草 5 g

10剂,水煎服,日一剂。

五、肾系病证

1. 水肿案 1

王××,男,81岁。

一诊:2016年6月21日。患者年过八旬,有高血压病、高脂血症、脑梗死病史多年,刻诊:双下肢水肿明显,头晕目眩,形体肥胖,嗜食肥甘厚腻,行走不稳,舌暗红,苔黄腻,脉滑。综合分析,乃系木旺土虚,痰浊阻滞,水湿内停,犯于肌肤,拟予扶土抑木,清化痰浊,调和脉络,以资调节,方药如下:

煨葛根 25 g	枳实 15 g	竹茹 10 g	法半夏 12 g
天麻 15 g	石斛 15 g	白蒺藜 15 g	橘络 20 g
杜仲 20 g	泽泻 12 g	丝瓜络 20 g	

鲜荷叶1小张为引,15剂,水煎服,日1剂。

二诊:2016年7月5日。药后水肿明显消退,头晕目眩减轻,刻下时有少许白痰,腰酸,腹胀,纳寐可,舌暗红,苔薄滑微黄,脉滑。原方继服,7剂,水煎服,日1剂。

三诊:2016年7月12日。药后水肿尽消,仍有轻度头晕目眩,双下肢乏力,行走不稳,舌暗红,苔薄腻,脉滑。考之所见体征系由高血压、糖尿病所致,治当从下,以纠偏盛,方药如下:

生黄芪 15 g	煨葛根 25 g	枳壳 15 g	汉防己 15 g
杜仲 20 g	竹茹 10 g	天麻 15 g	茯苓皮 15 g
白蒺藜 15 g	石斛 15 g	泽泻 12 g	丝瓜络 20 g
菊花 15 g			

鲜荷叶 1 小张为引,30 剂,水煎服,日 1 剂。

2. 水肿案 2

陈×,女,32 岁。

一诊:2014 年 2 月 19 日。患者患有慢性肾炎多年,外感后易诱发,长期服中药调治。尿常规检查示蛋白、红细胞反复阳性。刻下无明显不适症状。时有耳鸣、脑鸣,劳易腰酸,畏寒,食纳可,大便多不成形,小便多泡沫,月事后期夹血块,夜寐可,多梦,舌质偏红,苔薄少,脉沉细。综合脉证乃系气阴两伤,脾肾两虚之象,当以益气护卫,补益脾肾为治,方药如下:

生黄芪 30 g	熟女贞 15 g	防风 10 g	白术 15 g
怀山药 20 g	远志 10 g	仙鹤草 20 g	酸枣仁 25 g
白茅根 20 g	生薏米 30 g	杭白芍 20 g	甘草 5 g

10 剂,水煎服,日 1 剂。

【按】水肿一证乃为肺、脾、肾、肝等脏功能失常而致水液运布障碍所出现的一种以局部或全身皮肤肿胀为特征的病证,它与西医的急、慢性肾小球肾炎,肾病综合征,充血性心力衰竭,内分泌失调,以及营养障碍等疾病所引起的水肿较为相近,治疗需要分析论治。水肿之治首辨阳水、阴水,治有发汗、利水两大原则,仲景谓:"诸有水者,腰以下肿,当利小便,腰以上肿,当发汗乃愈",他如益气、温阳、燥湿、通络皆属良法,亦不可偏废。以上治法但言其常,今从临床观之,亦有肝肾阴虚,气化不利之水肿,此于妇人最为常见。此类水肿温阳利水则伤阴,燥湿发汗则助热,非其治也,唯有滋养肝肾,平衡阴阳,助其气化,再佐以淡渗利水而不伤阴之剂方可奏功。

3. 血精案

王×,男,53 岁。

一诊:2015 年 5 月 19 日。患者年逾五旬,素有慢性前列腺炎、精囊炎、血精病史。刻下:劳累及久坐则易出现少腹灼热,膝软酸痛,会阴潮湿感,肢末欠温,小便灼热,余沥,大便如常,口干喜温饮,胃脘受寒则有隐痛。舌质红,脉细弦数,综合分析系属阴虚夹湿、心肾失交,予以滋阴渗利、交通心肾为治,方药如下:

干生地 15 g	怀山药 20 g	茯神 20 g	远志 10 g
炒川莲 5 g	炒黄柏 12 g	白通草 5 g	车前草 15 g
肉桂 1 g	泽泻 10 g	杜仲 20 g	灯心草 3 g

10 剂,水煎服,日 1 剂。

【按】血精一证,临床较为少见,各教科书中皆未就此证加以详细记述,其致病机制、证候分型、治法方药皆无处可考。然此证从中医角度而论,其病因病机乃多因情志所伤,情绪不遂,伤于肝,而肝主条达,不达则郁,郁而生火,上扰于心,二火炽则水不能济火,失其交泰,致伤阴络,故出现梦遗血精。治法宜清平相火,交通心肾。

4. 遗精案 1

王×,男,26 岁。

就诊时间:2015 年 8 月 18 日。年方二十有六,素体尚健,近 1 年来出现频繁梦遗,会阴潮湿,睾丸时有刺痛,少腹隐痛,腰背酸痛,僵硬感,久坐则身体麻胀不舒。时有胃脘灼热、反酸伴嗳气情形,耳鸣眼胀,小便涩赤,泡沫偏多,大便日一行,稀溏不成形,黏滞难尽,夜眠多梦。舌质红,偏胖,苔薄黄腻,脉来细弦。按其脉症系由肝所致,当先调肝和胃,清化痰热,方仿黄连温胆汤加减为治,方药如下:

竹茹 10 g	枳壳 15 g	茯神 20 g	法半夏 12 g

炒川连 5 g	远志 10 g	石斛 15 g	杏仁 10 g
桃仁 10 g	炒川楝 12 g	夜交藤 25 g	灯心草 3 g
琥珀 10 g			

10 剂,水煎服,日 1 剂。

5. 遗精案 2

张××,男,25 岁。

就诊时间:患者年方二十有五,因既往不良生活习惯致梦遗频作,月遗 5～8 次,经诊多处,效不佳。刻下:口干喜饮,眼目胀涩,头昏蒙胸中空虚感,腰酸痛易疲劳,手足湿冷,阴茎潮湿不爽,房事少力,食纳可,大便尚调,小便次频色黄,夜眠易醒。舌质暗红,边轻齿痕,苔白稍黄腻,脉弦细少力。症脉和参系相火偏盛、心肾失交之证,予泻平相火,交通心肾为治,方药如下:

北沙参 20 g	熟女贞 15 g	墨旱莲 15 g	石斛 15 g
远志 10 g	甘枸杞 15 g	川连 3 g	杭麦冬 12 g
煅龙骨 20 g	煅牡蛎 20 g	酸枣仁 25 g	益母草 15 g
炒黄柏 12 g	琥珀 10 g	甘草 5 g	

10 剂,水煎服,日 1 剂。

6. 淋证案 1

梅×,男,28 岁。

一诊:2013 年 7 月 2 日。患者刻下小便浑浊,时有排解不畅。口苦而黏,不欲饮,口气偏重。腰膝酸软,饮食稍有不慎或受凉即腹痛泻。手足心易汗出。纳食尚可,大便干稀不调,眠差梦多。舌质暗红,苔白腻,脉弦细略缓。患者既往有慢性前列腺炎病史数年。综合脉证乃系木贼土虚,心肾失交之证,予以扶土泻木,交通心肾为治,方药如下:

| 苍术 15 g | 陈皮 10 g | 防风 10 g | 杭白芍 20 g |
| 石斛 15 g | 远志 10 g | 炒川连 3 g | 酸枣仁 25 g |

肉桂 1 g　　　　杭麦冬 12 g　　灯心草 3 g　　　　琥珀 10 g

杜仲 20 g　　　　合欢皮 30 g

10 剂,水煎服,日 1 剂。

二诊:2013 年 8 月 6 日。病史同前。药后小便浑浊减轻,仍时有余沥不尽及茎中刺痛感。手足心汗出减少,口黏苦改善。大便干稀不调,足胫畏寒,眠尚安。舌质暗红,苔薄白,脉弦细。乃系木贼土虚,心肾失交之证,予以扶土泻木,交通心肾为治,方药如下:

苍术 15 g　　　　陈皮 10 g　　　防风 10 g　　　杭白芍 20 g

石斛 15 g　　　　远志 10 g　　　炒川连 3 g　　　石苇 12 g

肉桂 1 g　　　　车前草 15 g　　生甘草 5 g　　　灯心草 3 g

10 剂,水煎服,日 1 剂。

三诊:2013 年 12 月 4 日。病史同前,药后小便浑浊已消除,时有会阴延及阴茎根部掣痛感,小便时有余沥不尽,腰膝酸软及下肢畏寒均有减退,食欲频佳,大便尚调,眠可。舌质淡红,苔薄白,脉弦滑稍数。此系营卫不和,肝失疏泻之证,予以桃仁桂枝合四逆加味为治,方药如下:

桂枝 6 g　　　　杭白芍 30 g　　柴胡 10 g　　　枳壳 15 g

杜仲 20 g　　　　车前草 12 g　　橘核仁 20 g　　远志 10 g

煨益智 15 g　　　王不留行 15 g　甘草 5 g　　　　石莲子 15 g

炒川连 3 g

10 剂,水煎服,日 1 剂。

四诊:2014 年 1 月 14 日。病史同前,药后小便不适缓解,大便成形,会阴潮湿,茎中掣痛时有,纳食可,夜眠入睡困难,舌质暗红,苔薄白稍干,脉弦滑。拟服用六味和清络饮加减,方药如下:

北沙参 20 g　　　茯神 20 g　　　怀山药 20 g　　山茱萸 15 g

远志 10 g　　　　车前草 12 g　　石莲子 15 g　　杭麦冬 15 g

酸枣仁 25 g　　　炒川连 3 g　　　琥珀 6 g　　　　甘草 5 g

7 剂,水煎服,日 1 剂。

五诊:2014 年 1 月 22 日。病史同前,药后病情稳定,自称茎中疼痛有减,仍有大便后小便余沥不尽,手足心易汗出。纳食二便均可,眠尚安,下肢畏寒。舌质暗红,苔薄白,脉稍弦滑。拟予养阴渗利、交通心肾为治,方药如下:

北沙参 20 g	杭麦冬 12 g	北五味 10 g	茯神 20 g
远志 10 g	川连 3 g	石莲子 15 g	合欢皮 30 g
肉桂 1 g	灯心草 3 g	琥珀 10 g	甘草梢 5 g

10 剂,水煎服,日 1 剂。

7. 淋证案 2

宣××,男,28 岁。

一诊:2014 年 1 月 25 日。刻下:眼目干涩,口干苦,头面易汗出,咽中时痛伴噎堵感,腰酸痛不适,手足欠温,纳食可,大便溏稀,滞下不爽,小便时有余沥,早泄,精液偏黄,夜眠稍安。舌质暗淡,体稍胖,苔薄白腻,脉细弦少力。既往有慢性前列腺炎、附睾炎病史,证属肝郁气滞,阴阳失调,拟予开郁醒脾,调和阴阳为治,方药如下:

竹茹 10 g	枳壳 15 g	桔梗 10 g	杭白芍 20 g
远志 10 g	川连 3 g	桂枝 6 g	益母草 15 g
杭麦冬 25 g	石莲子 15 g	杭菊花 10 g	甘草 5 g

10 剂,水煎服,日 1 剂。

二诊:病史同前,药用平善,病情有所缓解,胃肠不和,便前腹痛,畏寒早泄较前频繁,舌苔黄腻,质红,脉细弦,此乃木贼土虚,湿邪阻滞,拟方以调之,方药如下:

白术 15 g	枳壳 15 g	陈皮 10 g	防风 10 g
杭白芍 10 g	川连 3 g	桂枝 6 g	煅龙骨 18 g
煅牡蛎 18 g	绿梅花 20 g	竹茹 10 g	甘草 5 g

10 剂,水煎服,日 1 剂。

三诊:病史同前,药用诸症缓和。刻下:眼目干涩,咽中噎堵不适,食眠可,大便日行两次,不成形,小便余沥不尽,分叉,腰痛,

早泄,睾丸坠胀疼痛,舌质暗淡,苔薄,脉沉细,尺弱。证机如前,仍予扶土泻木,调和阴阳为治,方药如下:

白术 15 g	杭白芍 20 g	陈皮 10 g	防风 10 g
远志 10 g	炒川连 3 g	桂枝 6 g	煅龙骨 10 g
煅牡蛎 10 g	桔梗 10 g	杭麦冬 12 g	竹茹 15 g
甘草 5 g	杜仲 15 g	益母草 15 g	

10 剂,水煎服,日 1 剂。

四诊:2014 年 6 月 11 日。病史同前,药后眼干涩、咽中噎堵均减轻。刻下:纳食尚调,食后时有腹胀,大便日行一次,不成形,时有滞下,小便滴沥减轻,仍时有睾丸掣痛感,头面易汗出,双手时有颤抖。舌质淡红,苔薄黄,脉细稍弦滑。按其病症当以扶土泻木以资调节,方药如下:

竹茹 10 g	枳壳 15 g	苍术 15 g	陈皮 10 g
防风 10 g	杭白芍 20 g	远志 10 g	磁石 30 g
炒川楝子 9 g	炒川连 3 g	炒菊花 12 g	车前草 10 g
甘草 5 g	杜仲 15 g	益母草 15 g	

10 剂,水煎服,日 1 剂。

8. 淋证案 3

杨××,女,47 岁。

就诊时间:2015 年 6 月 1 日。既往曾因小便隐血等来诊,刻下时有右侧腰胁部胀痛,双下肢胀,神疲乏力,动则汗出、以后背为主,脊柱发凉,偶咽痛,食后胃胀,胸闷,喜叹息,便溏、日行 1～2 次,小便调,月事后期量中夹血块,经前乳痛,舌暗红,苔薄,脉弦细。辅检:尿常规:隐血(＋),RBC 70.20 u/l;乳腺彩超示:双侧乳腺增生伴右乳结节。脉症相参系由肝郁脾虚、阴络损伤所致,予以四物逍遥散加减为用,方药如下:

杭白芍 30 g	炒生地 12 g	丹皮炭 10 g	茜草 15 g
白术 15 g	茯神 20 g	合欢皮 30 g	桂皮 6 g

煅龙骨 18 g　　煅牡蛎 18 g　　贯众炭 15 g　　甘草 5 g
川断 20 g

10 剂，水煎服，日 1 剂。

【按】淋证是五淋（气淋、血淋、膏淋、石淋、劳淋）之总称，从临床实际，"劳淋"为之常见，而发病之初却以石淋、血淋为急。其病机主要由湿热蕴结于下，膀胱气化不利所致，仲景《金匮要略》认为淋病以"热在下焦"，而《丹溪心法》更有"淋病有五，皆属于热"之谓。但病延日久，热郁伤阴，湿遏阳气，或阴伤及气，可导致脾肾两虚，膀胱气化无权，则淋证从实转虚，而见虚实夹杂。至于淋证治法，古有忌汗、忌补之说，但从临床实际，未必都是如此，如淋证确由外感诱发，或淋家新感外邪，症见恶寒发热，或寒热往来，可拟用小柴胡等和解清热之剂，若炎夏暑湿交错之际，又可取苍术白虎、新加香薷饮、三仁汤等以化湿清热为宜。但淋证反复发作，由实转虚，虚实夹杂之时，徒以祛邪则伤正，徒以呆补又恐关门留寇，后患无穷，故其治须有补有泻，方为正道。由此可知凡肾系疾病，按其生理特性、病证虚实、本虚标实，从治疗全程考虑，始终要把"补"字寓于此中，而如何以补为用，并不是单纯地补气、补血，而应以温阳益肾、滋养肾阴、泻邪利窍为法。因为肾主阴阳，乃水火并存之脏，其具有温化与滋润的双重作用，一旦产生病理变化，则可出现水液代谢失常，而形成邪水潴留，滞涩成疾。今所举各案，皆是补泻并施之例，期间虽因病症缓急而补泻各有侧重，但终不离补中有泻、泻中有补之法则。

六、气血津液病证

1. 郁证案 1

许××，女，30 岁。

一诊：2013 年 9 月 26 日。有抑郁症病史。刻诊：情绪焦虑不安,精力少济,思睡,头昏重不适,胸闷气急,四肢麻木感。纳可,大便正常,夜尿频多。舌尖红,苔薄黄,脉细弱。此乃肝郁不达,湿浊内蕴之征,予以开郁醒脾,升清降浊为治,方药如下:

煨葛根 25 g	枳壳 15 g	姜竹茹 10 g	橘红 10 g
清半夏 12 g	天麻 15 g	川芎 10 g	合欢皮 30 g
远志 10 g	茺蔚子 15 g	磁石 40 g	泽泻 10 g

10 剂,水煎服,日 1 剂。

二诊:2013 年 11 月 15 日。药后症状稍有减轻,刻诊:情绪较前稳定,仍感头晕不适,视物模糊,困倦思睡,四肢异麻感。纳寐可,夜尿频数。舌红,苔白腻,脉细弦。按其症情,考之乃系肝郁脾虚,浊邪上干,予以疏肝健脾,升清降浊为治,方药如下:

煨葛根 25 g	枳壳 15 g	姜竹茹 10 g	橘络 20 g
清半夏 12 g	天麻 15 g	合欢皮 20 g	覆盆子 15 g
柴胡 10 g	茺蔚子 15 g	磁石 30 g	泽泻 10 g

10 剂,水煎服,日 1 剂。

三诊:2013 年 12 月 6 日。药后症状明显改善,刻下偶有头晕乏力,腰膝酸软,视物模糊,活动后心悸气短,纳寐可,二便调,舌暗红,苔薄白,脉细弦。按其药后转向,继予开郁醒脾,安神定志为治,方药如下:

煨葛根 25 g	浮小麦 50 g	竹茹 10 g	杭白芍 30 g
柴胡 10 g	天麻 15 g	川芎 12 g	磁石 40 g
杜仲 20 g	甘枸杞 15 g	合欢皮 30 g	泽泻 10 g
覆盆子 15 g	甘草 5 g		

10 剂,水煎服,日 1 剂。

2. 郁证案 2

许××,男,47 岁。

一诊:2015 年 6 月 9 日。患者素有胃疾,去岁因其母亲查出胃癌后,即精神紧张。先后三次胃镜示:慢性萎缩性胃炎。在我院消化内科诊治至今,现服"黛力新"及中药,刻下:嗳气,口甜,情绪抑郁,害怕癌变。便前腹痛,泻后痛减,大便日行一次,色黑成形。眠可,舌红,苔黄,脉细弦。此系肝郁脾虚,胃失和降之征,予以开郁醒脾,和胃安中为治:

姜竹茹 10 g	炒枳壳 15 g	橘络 20 g	清半夏 12 g
绿梅花 20 g	石斛 15 g	蒲公英 20 g	炒薏米 40 g
石见穿 15 g	苍术 15 g	地榆炭 15 g	

10 剂,水煎服,日 1 剂。

二诊:服前中药,腹痛缓解,大便日解 1 次,后段稀软,夜尿多,多汗,活动后明显,舌暗红,苔薄白,脉弦,拟方继以调之:

姜竹茹 10 g	苍术 15 g	橘络 20 g	防风 10 g
杭白芍 20 g	柴胡 10 g	绿梅花 20 g	淮小麦 50 g
覆盆子 15 g	淮山药 20 g	炒薏苡仁 30 g	焦山楂 15 g

10 剂,水煎服,日 1 剂。

三诊:连续服用以上方药,痛泻大为缓解,大便正常,情绪平稳,汗多,饮食不慎或引起大便稀溏,纳寐皆可,拟用前法加减继服,以资巩固:

姜竹茹 10 g	白术 15 g	陈皮 10 g	防风 10 g
炒白芍 20 g	合欢皮 20 g	酸枣仁 25 g	炒川连 3 g
淮小麦 50 g	绿梅花 20 g	淮山药 20 g	谷芽 25 g

15 剂,水煎服,日 1 剂。

3. 郁证案 3

刘××,男,54 岁。

就诊时间:2015 年 5 月 15 日。年逾五旬,素有胃脘不舒,近半年来胃脘胀痛加重,左上腹隐痛时有绞痛不适。刻诊:口干黏苦,咽痛,头昏胀,颈腰酸痛,四肢乏力,食纳尚可,小溲混浊,大便日行 2～3 次,不成形,黏滞难尽。夜眠思睡多梦。舌质淡尖红,苔白厚腻,苔中偏黄,脉细弦。综合分析乃系脾肾两虚,清阳不升

之象。治用补中益气出入,以资调节。方药如下:

生黄芪 25 g	太子参 18 g	白术 15 g	枳壳 15 g
茯神 20 g	柴胡 10 g	炒升麻 6 g	炒诃子 10 g
远志 10 g	炒石斛 15 g	炒川楝 12 g	姜竹茹 10 g
杜仲 20 g	天麻 12 g		

10 剂,水煎服,日 1 剂。

【按】郁证多从肝脾论治,其意何在? 仲圣《金匮要略》载有"见肝之病,知肝传脾,当先实脾"一语,从中揭示了肝和脾在临床的密切联系。肝主疏泄,脾主运化,脾胃运化功能的健旺,正有赖于肝胆的疏泄。若肝失疏泄,则病脾病,所谓"木乘土位""木贼土虚"皆为言此。如本案之痛泻,吴琨释言:"泻责之脾,痛责之肝,脾责之虚,脾虚肝实,故令痛泻",故仿痛泻要方之意,扶土抑木,泄肝理脾,药后诸症渐愈。此外,脾病亦可及肝,赵羽皇曾云:"肝为木气,全赖土以资培,水以灌溉,若土虚则木不生而郁",若土虚不能荣木,则肝郁而病。经谓"肝苦急,急食甘以缓之"以及仲圣"夫肝之病……益用甘味之药调之",其中甘味之药即为补脾而设,说明补脾治肝在临床上的重要性。由此观之,治郁之理,除须知治肝诸法之外,健中理脾一法亦须明了于胸中,故先贤所创治郁诸方如逍遥散、痛泻要方、越鞠丸皆从肝脾论治。徐老对此亦有深刻的体会,曾撰有《内科杂症致因在郁,重在理解》一文来说明调治肝脾在内科杂症治疗中的重要性。

4. 郁证案 4

周××,女,33 岁。

就诊时间:2015 年 6 月 9 日。患者自 2014 年见蛇后惊吓,后渐出现疲倦乏力,精神不振,浑身发凉,怕冷畏寒。眼睁不开,胸闷气急。腰膝酸软,情志抑郁。舌淡,苔白微腻,脉弦缓。在当地医院求治半年余,多项检查均未见异常。拟诊神经官能症,服用黛力新等抗抑郁药可有好转。证属肝郁不达,营卫不和,拟予条

达木郁,调和营卫为治:

竹茹 10 g	枳壳 15 g	清半夏 12 g	远志 10 g
郁金 15 g	杭白芍 30 g	桂枝 6 g	合欢皮 30 g
淮小麦 50 g	川芎 12 g	甘草 5 g	

10 剂,水煎服,日 1 剂。

5. 郁证案 5

李×,男,21 岁。

就诊时间:2014 年 7 月 9 日。年方二十一,始因情感受挫及学习压力偏大,致睡眠差多梦半年有余。刻诊:情绪焦躁,晨起乏力,易汗出,口气偏重。头昏欠爽。时时欲呕。食纳尚可,二便尚调。夜眠入睡困难而多梦,舌质红,尖甚。苔白腻,脉稍弦滑。按其脉症,证属痰浊内蕴,心神受扰,予以清化痰浊,安神定志,方药如下:

北沙参 20 g	竹茹 10 g	枳壳 15 g	远志 10 g
姜半夏 12 g	炒川连 13 g	石斛 15 g	酸枣仁 25 g
合欢皮 30 g	淮小麦 50 g	五灵脂 10 g	

10 剂,水煎服,日 1 剂。

6. 郁证案 6

姚××,女,17 岁。

就诊时间:2014 年 3 月 12 日。患者 17 岁,读高中二年级,心理压力较大,刻下入睡困难,眠浅多梦。白天困倦不适,头胀,腹胀,矢气。时有心烦,偶有悲伤欲哭,偶焦虑不安,饮食欠佳,月经尚规则,量多夹块,经前乱痛,二便调和,舌淡红,苔薄白,脉弦缓,证属木贼土虚,气机失调,拟方以调之,方药如下:

淮小麦 30 g	白术 15 g	枳壳 15 g	陈皮 10 g
杭白芍 20 g	防风 10 g	远志 10 g	合欢皮 30 g
酸枣仁 25 g	琥珀 10 g	谷芽 25 g	

10 剂,水煎服,日 1 剂。

7. 脱发案 1

高××,女,21 岁。

一诊:2013 年 4 月 2 日。脱发一年,平素压力大,心烦。月经后期量多,痛经,经前乳胀,夜寐多梦,双目干涩,小便黄。舌紫暗,边有齿痕,苔黄腻,脉细弦。考之乃木郁不达,气血失调之象,治宜条达木郁,调和气血,方仿逍遥散加减,方药如下:

柴胡 10 g	白芍 20 g	桂枝 6 g	茺蔚子 15 g
菊花 15 g	合欢皮 30 g	蝉衣 6 g	酸枣仁 30 g
贯众炭 15 g	制香附 20 g	竹茹 10 g	甘草 5 g

10 剂,水煎服,日 1 剂。

二诊:2013 年 5 月 22 日。病史同前,药后经期腹痛大减,双目干涩消失。仍有明显脱发,头皮瘙痒,时有耳鸣,口干喜饮,纳可,夜寐易醒,舌紫暗,苔薄黄,脉细弦。考之乃系阴虚内热,血络瘀滞之征,予以养阴清热、活血通络之剂,方药如下:

北沙参 20 g	熟女贞 15 g	旱莲草 15 g	杭白芍 30 g
干生地 18 g	杭菊花 15 g	甘枸杞 15 g	茺蔚子 15 g
合欢皮 30 g	酸枣仁 25 g	远志 10 g	琥珀 10 g
蝉衣 6 g	甘草 5 g		

15 剂,水煎服,日 1 剂。

三诊:2013 年 8 月 6 日。药后有新发长出,睡眠较前好转,月事正常,唯行经第一天腹痛。药后大便日行 3～4 次,便溏,便前腹痛,便后痛减。溲黄,舌暗,苔薄,脉细弦。拟予扶土泻木,调和气血图之,方药如下:

苍术 15 g	橘皮 10 g	防风 10 g	杭白芍 30 g
合欢皮 30 g	酸枣仁 25 g	茺蔚子 15 g	川芎 10 g
甘枸杞 15 g	杭菊花 15 g	炒川连 3 g	甘草 5 g

15 剂,水煎服,日 1 剂。

四诊:2013 年 9 月 18 日。病史同前,刻下有许多新发长出,唯少食即胀,睡眠欠佳,时有噩梦,月事正常,痛经好转,脐下隐痛不适,二便正常,舌暗,尖有瘀点,苔薄,脉细弦。按其症情,仍当调肝理血,交通心肾为治,方药如下:

杭白芍 20 g	白术 15 g	防风 10 g	陈皮 10 g
柴胡 10 g	川芎 12 g	合欢皮 30 g	酸枣仁 25 g
茺蔚子 15 g	远志 10 g	川连 3 g	荔枝核 20 g
琥珀 10 g	甘草 5 g		

15 剂,水煎服,日 1 剂。

8. 脱发案 2

张××,女,24 岁。

一诊:2012 年 12 月 25 日。脱发八年余,以夏季为甚,秋季好转,冬季怕冷。眠安,饮食可,大便 1~2 天 1 次,偏干,小便调和。月经周期正常,量中,偏夹血块,行经第一天痛经。口干,饮水不解,舌红,少苔,脉细弦,考之其致脱发之因为先天不足,后失调节而起,因发为血之余,血不足则发失所养,故出现脱发,同时发于春夏之际,更说明阴虚阳浮,因此治疗当需本着滋养下元,调和血脉为宜,方仿杞菊地黄加减为用。方药如下:

北沙参 20 g	熟女贞 15 g	甘枸杞 15 g	怀山药 20 g
净萸肉 15 g	干生地 18 g	杭菊花 15 g	杭白芍 30 g
杭麦冬 15 g	茺蔚子 15 g	桂枝 6 g	甘草 5 g

15 剂,水煎服,日 1 剂。

二诊:2013 年 2 月 6 日。药后脱发减轻,痛经好转,便干转好。眠安,食可,偶口干,小便调和,手指及足跟皮肤皲裂,舌暗红,少苔,脉细弦,考之其病由肝肾阴虚,血热所致,故用上方较为切体。今按药效情况,仍当遵守前方,出入为用,有望收功。药物如下:

北沙参 20 g	熟女贞 15 g	甘枸杞 15 g	杭白芍 30 g

怀山药 20 g	合欢皮 30 g	干生地 18 g	桂枝 6 g
杭麦冬 15 g	菊花 15 g	茺蔚子 15 g	甘草 5 g

15 剂,水煎服,日 1 剂。

三诊:2014 年 1 月 17 日。前因脱发来诊,以滋养下元、调和血脉之剂调治,症情有所缓解,但饮酒后脱发加重,不伴瘙痒。刻诊:口干喜饮而不解,手指及足跟皲裂无痛痒,食饮可。二便尚调。夜眠尚安,月事已复正常,舌质暗红,苔薄白,脉细弦。证析为前药服后症情有见好转,但有时仍见反复,故再方投之。药物如下:

北沙参 20 g	熟女贞 15 g	杭白芍 30 g	甘枸杞 15 g
杭菊花 15 g	干生地 18 g	石斛 15 g	茺蔚子 15 g
合欢皮 30 g	杭麦冬 15 g	甘草 5 g	

15 剂,水煎服,日 1 剂。

9. 汗证案 1

陈×,女,57 岁。

就诊时间:2015 年 6 月 9 日。年近六旬,自觉烦热汗出。上半身为甚,口干苦,身黏欠爽,下肢畏寒,足膝欠温。小溲灼热感,大便不成形,日行 1~3 次。舌质暗红,苔黄腻。脉来细数。夜眠多梦欠安。责之阴虚阳浮为患。拟潜阳和阴之剂,兼以和胃安神。方药如下:

桂枝 6 g	煅龙、牡各 20 g	竹茹 10 g	清半夏 12 g
茯神 20 g	远志 10 g	生甘草 5 g	绿梅花 20 g
合欢皮 25 g	酸枣仁 25 g	炒川连 3 g	炒白芍 20 g
淮小麦 50 g	车前草 12 g		

10 剂,水煎服,日 1 剂。

10. 汗证案 2

蒋××,女,61 岁。

就诊时间:2015 年 8 月 18 日。年届六旬,素体尚健。近一年来出现头面汗出如洗,消瘦明显,晨起头昏欠适。睑目轻浮,耳中闭气感。胸闷心悸时作,食纳、睡眠二便均可,肠鸣,矢气偏多,舌质淡,苔黄腻,脉来弱细略缓。综合脉证,考之乃系肝郁不达,脾胃不和,心神受扰之征。法当开郁醒脾,安神定志为先,方药如下:

北沙参 20 g	淮小麦 50 g	杭白芍 30 g	竹茹 10 g
石斛 15 g	远志 10 g	酸枣仁 25 g	合欢皮 30 g
杭菊花 15 g	诃子 10 g	荷叶 10 g	甘草 5 g

10 剂,水煎服,日 1 剂。

11. 汗证案 3

方××,男,22 岁。

就诊时间:2015 年 7 月 3 日。患者年仅二十有二,去岁中秋节因工作原因,大量汗出而致晕厥。两月前又因外出游玩爬山,突现双下肢无力。西医检查无明显器质性变化。刻诊:四肢无力,下肢明显。嗜睡头昏,恶心,甚则冷战。周身畏寒,但脚踝处自觉火辣感。大便日行 7 次,溏结不调,小便次频,有轻度刺痛感,腰酸,食眠尚可。舌质偏红,苔白腻。口干喜凉饮。脉弦细,尺弱。综合脉证,考之乃系外寒内热,平衡失调,拟方以资调节。方药如下:

煨葛根 25 g	代赭石 12 g	竹茹 10 g	清半夏 12 g
天麻 15 g	远志 10 g	煅龙、牡各 20 g	桂枝 6 g
杭白芍 20 g	炒川连 3 g	石斛 15 g	杜仲 20 g
杭麦冬 15 g	甘草 5 g		

10 剂,水煎服,日 1 剂。

12. 虚劳案 1

王××,男,34 岁。

就诊时间:2005 年 4 月 20 日。年届三十有四,素体瘦弱。刻诊:面色晦暗少泽,目珠微黄,面部紧束感。情绪易于焦躁,口干喜温饮,饮而不解,食后易泛吐黏涎。胃脘闷胀不舒。二便如常。入冬手足畏寒明显,舌质淡胖边齿痕,苔白厚滑腻。脉来弦滑略缓,证属肝郁脾虚,湿浊内蕴,当以开郁醒脾、化浊和中,选方以黄连温胆,方药如下:

姜竹茹 10 g	枳壳 15 g	橘红 10 g	清半夏 12 g
绿梅花 20 g	炒川连 3 g	合欢皮 30 g	八月札 15 g
车前草 12 g	石斛 15 g	谷芽 25 g	

10 剂,水煎服,日 1 剂。

另:绿梅花 5 g,谷芽 15 g,煎水作茶饮 15 剂。

13. 虚劳案 2

黄×,男,28 岁。

就诊时间:2015 年 7 月 23 日。年近三旬,素体偏弱,易外感。自觉精力少济。口气偏重,劳易汗出,手足心汗出偏多,腰脊畏寒不舒,会阴潮湿。小溲后睾丸灼热感。大便尚调,夜眠时短。舌质暗红,边轻齿痕,苔薄白,脉沉细。"精索静脉曲张"术后,慢性前列腺炎史,按其病证,当以益气固表、养阴清利为治,方药如下:

生黄芪 25 g	防风 10 g	桂枝 6 g	杭白芍 20 g
竹茹 15 g	石斛 15 g	炒川连 3 g	透骨草 15 g
橘核仁 20 g	远志 10 g	酸枣仁 25 g	甘草 5 g
车前草 12 g	泽兰 10 g		

10 剂,水煎服,日 1 剂。

14. 紫斑案 1

李×,男,40 岁。

一诊:2013 年 3 月 22 日。特发性血小板减少性紫癜确诊 3

年余,口服激素等药物治疗 2 年,效果不明显。刻诊:右眼结膜出血,眼目干涩,口干喜饮,双颧泛红,乏力易汗出,少气懒言。双前臂散在出血点。食纳尚可,二便如常,夜眠差,入眠困难,舌质暗红,边齿痕,苔薄白稍腻,脉细弱。平素性情急躁,血压偏高。综合脉症考之乃系阴虚内热,血热妄行所致,予以滋阴柔肝,凉血活络为治。方药如下:

北沙参 20 g	熟女贞 15 g	旱莲草 15 g	炙龟板 30 g
干生地 18 g	杭白芍 30 g	紫花地丁 15 g	酸枣仁 30 g
石斛 15 g	丹皮炭 10 g	杭麦冬 15 g	生甘草 5 g

15 剂,水煎服,日 1 剂。另:羚羊颗粒,水冲服,每日 2 包。

二诊:2013 年 7 月 5 日。病史同前,药后自觉情绪较前稳定。刻诊:眼目充血减轻,仍有干涩不适,双颧泛红发烫亦减,口气偏重,劳作则易疲惫多汗。前臂仍有散在出血点,食纳、二便均如常,眠尚安稳。舌质红,苔薄腻,边轻齿痕,苔薄黄,脉细弦,右大于左。仍长期口服激素。按其药后转归,当守方出入继以调之,以观疗效。方药如下:

炙龟板 30 g	北沙参 20 g	熟女贞 25 g	旱莲草 15 g
杭白芍 30 g	石斛 25 g	紫花地丁 15 g	干生地 18 g
绞股蓝 15 g	醋鳖甲 15 g	龙胆草 5 g	炒丹皮 20 g
酸枣仁 30 g	生甘草 5 g		

15 剂,水煎服,日 1 剂。另:羚羊颗粒,水冲服,每日 2 包。

三诊:2013 年 8 月 9 日。病史同前,药后症情平稳。刻诊:唯易烦躁,口气偏重,劳则胫膝酸软,汗出偏多,食纳、二便尚可。右胁下偶有隐胀不适,眠尚安。舌质暗红,苔薄白,脉细弦稍数。2013 年 8 月 5 日血常规:血小板:38×10^9/L。证属阴虚内热,血热妄行之证。仍当守法,方药稍更为治,方药如下:

北沙参 20 g	杭麦冬 15 g	五味子 10 g	石斛 15 g
熟女贞 15 g	炒川连 5 g	炙龟板 30 g	杭白芍 30 g
紫花地丁 15 g	旱莲草 15 g	干生地 18 g	酸枣仁 30 g

水牛角 3 g　　　生甘草 5 g

15 剂,水煎服,日 1 剂。另:羚羊颗粒,水冲服,每日 2 包。

四诊:2015 年 4 月 24 日。特发性减少性紫癜病史五年,长期服激素及注射升血小板针剂。目前血小板检测计数:$63 \times 10^9/L$。刻诊:乏力汗出,口干眼涩情形均减而未除,肩膀及前臂牵掣酸痛感,黏膜易充血,食纳、二便尚调。舌质暗红,偏胖,苔薄黄腻,脉来沉弦,右脉稍细。按其症情考之乃系阴虚内热,血热妄行,证属紫斑,予以滋养肝肾、凉血和络为治。

甘绞股蓝 15 g　　炙龟板 30 g　　熟女贞 15 g　　旱莲草 15 g
炒丹皮 10 g　　干生地 18 g　　仙鹤草 20 g　　紫草 15 g
紫花地丁 15 g　　水牛角 15 g　　丝瓜络 20 g

15 剂,水煎服,日 1 剂。另:羚羊颗粒,水冲服,每日 2 包。

五诊:2015 年 10 月 13 日。病史详前。目前检示血小板计数:$66 \times 10^9/L$。刻诊:颜面红赤,眼涩口干,头昏胀不爽,颈项酸痛,腰脊酸胀僵痛,脘腹怕风,遇热则后背燥热汗出,遇寒则手足觉冷。情志烦躁易怒,大便日有一行,不成形,小溲黄赤,夜眠浅而易醒。舌质红,苔薄滑,脉来细弦。此以舌脉相参,系属阴虚内热,血热妄行,所谓阴络伤则血外溢,故治疗当需遵循病机而施之。

甘绞股蓝 15 g　　杭白芍 30 g　　桂枝 6 g　　煅龙、牡各 20 g
干生地 15 g　　仙鹤草 20 g　　熟女贞 15 g　　紫花地丁 15 g
杜仲 20 g　　酸枣仁 25 g　　灯心草 3 g　　杭麦冬 12 g
白蒺藜 15 g　　甘草 5 g

15 剂,水煎服,日 1 剂。

15. 紫斑案 2

查××,女,4 岁。

初诊时间:2015 年 6 月 9 日。半年前无明显诱因出现双下肢散在出血点,西医诊断为过敏性紫癜,曾服用芦根片。刻下:下肢散在少量出血点,偶有双足酸痛不适,入睡困难,易汗出,纳可,舌红,苔根稍腻,脉滑数,时有腹部皮肤瘙痒。此乃阴虚内热,阴络不和,拟予以养阴清热,凉血和络:

北沙参15g	干生地10g	紫花地丁12g	杭麦冬9g
蝉衣6g	首乌藤15g	乌梅10g	碧桃干15g
丹皮炭6g	连翘5g	甘草3g	

7剂,水煎服,日1剂。另:羚羊颗粒,水冲服,每日2包。

【按】不论过敏性紫癜还是血小板减少性紫癜,皆属中医"血证"范畴,多因热毒炽盛、阴虚火旺、气虚不摄所致,其治法亦不外乎凉血和络、益气养阴等法,然从两者临床症状而论,亦有不同之处。过敏性紫癜时现时消,常因接触过敏源而发病,犹如中医风邪为患,善行多变;而血小板减少性紫癜则多固定不变,且伴有多部位出血。故过敏性紫癜除以中医凉血和络、益气养阴等常法治疗之外,调治肝风亦须寓于其中,两案用药皆掺杂首乌藤、菊花、羚羊颗粒等平肝祛风之品,正是此意。

七、肢体经络病证

1.尪痹案1

涂××,男,50岁。

一诊:2014年5月27日。患者年届五旬,既往反复出现周身关节游走性红肿热痛,时逾二十年余。叠经施治,病情时好时差。刻下:右手腕部,左手小指外侧肿痛再现。晨起睑目肿胀感仍见,齿龈酸痛,左手麻木感时作,食纳可,乏力时作,大便日行2次,溏稀,小便尚调,夜眠多梦。舌质暗红,苔薄稍腻,脉细弦。按其症状表现,四肢小关节红肿疼痛,病变每年反复发作,此证属中医"尪痹"范畴,责之脾肾,证久本虚标实之势,治乃急则治其标,缓则治其本,以标本兼施为原则。今处于缓证,当以图本治标为宜,方药如下：

全虫 5 g	天麻 15 g	生石膏 15 g	红花 10 g
桂枝 6 g	杭白芍 30 g	酸枣仁 25 g	杭麦冬 15 g
生薏米 40 g	菊花 15 g	炒桑白皮 20 g	甘草 5 g

10 剂，水煎服，日 1 剂。

二诊：2014 年 6 月 10 日。病史同前，关节肿痛减轻。刻诊：双肩疼痛，抬举受限，双膝肿痛，行走不利，自觉眼睑肿胀，齿龈酸痛，乏力，纳可，大便每日 1～2 次，不成形，夜寐多梦，舌淡，苔薄白，脉弦细。以舌脉相参，乃系阴虚夹湿，郁之热化，阻滞经脉，按其症情，守方出入，继以调之。

生石膏 15 g	全虫 3 g	天麻 15 g	杭白芍 30 g
红花 10 g	桂枝 6 g	酸枣仁 25 g	菊花 15 g
杭麦冬 15 g	炒桑枝 20 g	川芎 10 g	丝瓜络 20 g
生薏米 30 g	甘草 5 g		

10 剂，水煎服，日 1 剂。

三诊：2014 年 7 月 23 日。病史同前。患者刻下多关节肿痛、反复发作、伴局部红肿，头晕胀，易疲劳，动则大汗，齿龈酸楚不适，双目胀涩，入睡困难，多梦易惊。大便日行 1～3 次、不成形，甚则水样便，无腹痛，怕冷。舌淡红，苔薄，根部微黄，脉细弦。按其体征，证乃系痹证日久，五脏受损，时大小关节红肿疼痛，用药可使缓解，但不稳定，今又发作，以下肢关节为重。症脉和参，治当以图标为先，方仿桂枝石膏汤加味为用，方药如下：

桂枝 6 g	生石膏 15 g	炒川连 3 g	红花 10 g
赤芍 10 g	忍冬藤 30 g	丝瓜络 30 g	车前草 12 g
杭菊花 15 g	酸枣仁 25 g	炒桑枝 20 g	生薏米 40 g

10 剂，水煎服，日 1 剂。

2. 尪痹案 2

丁××，女，65 岁。

就诊时间：2015 年 6 月 2 日。四肢大小关节疼痛 5 年余，2011 年曾于我院住院，诊断为类风湿关节炎、骨关节炎、腰椎间盘突出症，2 型糖尿病。未予正规治疗。刻下：全身大小关节疼痛明显，行走不利，双手屈曲畸形，不能伸直，双手晨僵明显，受寒、劳累后加重，晨起稍好转，夜间双肩、双膝疼痛明显，发麻，怕风怕冷，神疲乏力，易出汗，纳寐一般，二便尚调，舌淡苔薄白，脉濡缓。2015 年 5 月 28 日辅检示：GLU 8.62 mmol/L，RF 6.0 u/ml，hs-CRP 26.98 mg/L，ESR 38 mm/h。病证合参，属尪痹气血不足、寒湿阻滞证，方药如下：

生黄芪 25 g	桂枝 10 g	防风 10 g	杭白芍 20 g
鸡血藤 15 g	薏苡仁 30 g	豨莶草 30 g	当归 10 g
细辛 5 g	宣木瓜 15 g	川芎 12 g	杜仲 15 g
生甘草 6 g			

10 剂，水煎服，日 1 剂。

【按】尪痹是中医痹证中的一个特殊类型，主要由寒湿流注经络、气血不和、筋骨受累、损及肝肾为患，所见之症，乃内外交错，虚实并存，标本互见，故治疗应图以求本，注重整体，着眼局部。论其治法，须以宣通为主，同时注重散寒、除湿、祛风、清热、养阴，虚实兼顾；药宜静中有动，动中有静，内外结合；实践证明，本证虚实并存，立足治本，不仅症状可得以缓减，而且往往使患者精神振作，体质增强，因为本病是一种全身慢性进行性疾病，身患此病不仅形体虚弱，且精神常悲观失望，期待徒用峻攻之法，但往往伤正碍胃，于病不利。反之，祛邪之中注重调理气血，则能从根本上改善机体状态，最终达到控制病情、趋向好转的目的。治疗分发作和缓解两期。发作期予以散寒除湿，通络蠲痹；缓解期则以调和营卫，补益肝肾为基本原则。但临证时需要随机应变，灵活图之，本案在于顺应病情变化施治而取胜，特别在治疗过程中，尽管变化无定，但始终要注意护理脾胃，这是其取胜的关键，因为脾为后天之本，得健则和。况且此类顽疾，病久缠绵，多脏受损，若损及脾胃,病无所养则难以收拾,故从中调治应贯于始终,如失治疗要回顾而思之。

3.尪痹案 3

马××,女,56 岁。

一诊:2013 年 6 月 13 日。曾因腕、踝、双膝关节肿痛来诊数次。刻下:以双膝关节肿痛为甚,动则汗多,易疲劳,夜尿增多,睡眠欠安。口干,喜温饮,舌暗淡,苔薄腻,脉虚弦。按其药后病转为缓解,当以调和营卫,舒经通络,以蠲其痹,方药如下:

生黄芪 30 g	桂枝 6 g	杭白芍 30 g	炒桑枝 20 g
酸枣仁 25 g	豨莶草 20 g	天麻 15 g	全虫 6 g
川芎 12 g	鸡血藤 20 g	宣木瓜 15 g	甘草 5 g

10 剂,水煎服,日 1 剂。

二诊:2014 年 2 月 19 日。病史同前,药后双膝及双腕关节肿痛明显减轻。近日右肩及前臂又见肿痛,活动不利,掌背时有灼热感,眼目干涩不适,双臂恶风寒,腰酸仍见。食纳、二便、睡眠均可。舌质暗淡,苔薄滑,脉来弦略滑。按其药后转归,治宜调和营卫,活血通络为治,方药如下:

生黄芪 30 g	桂枝 10 g	杭白芍 20 g	豨莶草 20 g
当归 10 g	川芎 20 g	鸡血藤 20 g	宣木瓜 15 g
夜交藤 25 g	干生地 15 g	炒桑枝 20 g	甘草 5 g

10 剂,水煎服,日 1 剂。

三诊:2014 年 7 月 15 日。病史同前,药后仍见左膝关节及双腕关节肿痛,左下肢活动受限。眼目干涩,口干喜饮,咽中哽阻感,自汗、盗汗多出,乏力感明显,畏寒,食纳尚可,小便夜频,大便尚调,眠浅多梦。舌质暗红,苔薄滑,脉弦稍滑数。按其药后转向予以气阴两调,蠲痹止痛,方药如下:

生黄芪 30 g	桂枝 6 g	杭白芍 20 g	碧桃干 20 g
杭麦冬 15 g	北五味 10 g	酸枣仁 25 g	天麻 15 g

川芎 12 g	鸡血藤 20 g	法半夏 12 g	远志 10 g
橘红 10 g	甘草 5 g		

10 剂,水煎服,日 1 剂。

4. 燥痹案 1

孙××,女,60 岁。

一诊:2015 年 7 月 10 日。发现干燥综合征两年余,予以硫酸羟氯喹片、骨化三醇、黛力新等治疗。刻下:口干、眼干、乏力、背痛,右足趾痛,右肩痛,心烦多梦,眠浅易醒,饮食尚可,大便日行 2~3 次,偶不成形,小便调和。舌暗红,苔薄黄,脉细。血常规:WBC 2.89×10^9/L,证属"燥痹",方以滋养下元,交通心肾为治,方药如下:

北沙参 20 g	墨旱莲 15 g	熟女贞 15 g	旱莲草 6 g
石斛 30 g	仙鹤草 25 g	酸枣仁 25 g	炒川连 15 g
桑葚子 10 g	鸡血藤 30 g	炒桑葚 15 g	绿梅花 30 g
竹茹 20 g	甘草 5 g	甘绞股蓝 15 g	

10 剂,水煎服,日 1 剂。

二诊:2015 年 8 月 21 日。病史同前,药后口眼干涩,足趾痛、肩痛均减轻,刻下:颈背酸痛,时有泛呕情形,腰背畏寒,食纳可,二便尚调,夜眠多梦,情绪易于激动。舌质淡,苔薄滑,脉沉细。按其药后特点故当随机而变,方药如下:

煨葛根 25 g	甘绞股蓝 15 g	女贞子 15 g	旱莲草 6 g
竹茹 10 g	杭白芍 20 g	桑寄生 20 g	绿梅花 20 g
酸枣仁 25 g	石斛 15 g	桂枝 6 g	天麻 15 g
鸡血藤 15 g	甘草 5 g		

10 剂,水煎服,日 1 剂。

5. 燥痹案 2

张××,女,72 岁。

一诊:2013 年 7 月 23 日。既往有干燥综合征病史 20 余年,口干、咽干、眼干,视力差,面部、双下肢水肿,腹胀,大便不成形,日行 10 余次,解不尽感,双腿酸软,乏力,眠差,醒后难再入睡,夜间口干甚则欲呕,纳差,小便频,解不尽感,血压高(158/85 mmHg),服用尼群地平控制,现为 144/92 mmHg,舌质红,苔无,脉细弦,干咳无痰。该证乃系肝肾阴虚,脾运不良之证。予以柔养肝肾,健脾和胃为治,方药如下:

北沙参20 g	熟女贞15 g	旱莲草15 g	怀山药20 g
石斛15 g	杭麦冬15 g	北五味子10 g	竹茹10 g
杭菊花15 g	代赭石12 g	酸枣仁25 g	生薏米30 g
桔梗10 g	甘草5 g		

10 剂,水煎服,日 1 剂。

二诊:2013 年 9 月 18 日。病史同前。刻下:仍有多关节及肌肉酸痛,食欲差,口干不欲饮,下午腹胀甚,睡眠差,每晚仅睡 2 小时左右,大便日行 4～5 次,时有不成形,有排不尽感。小便黄,夜尿频,偶咳,痰黏稠,难咳,时白时黄,舌红,无苔,脉细数。辅检:肝功能:ALT 50.6 u/l,AST 71.8 u/l。证属肝郁脾虚、气阴两伤之证,予以开郁醒脾、柔养气阴为治,方药如下:

苍术15 g	橘络20 g	茯神20 g	煨葛根25 g
远志10 g	竹茹10 g	佛手15 g	覆盆子15 g
绿梅花20 g	垂盆草20 g	石斛15 g	焦山楂15 g
车前草15 g	石莲子15 g		

10 剂,水煎服,日 1 剂。

三诊:2014 年 4 月 10 日。病史同前,投药后,干咳、咳痰消失,乏力纳呆情形好转。刻下:未服前药时,已有腹痛伴灼热感,欲呕吐,现自觉加重,疼痛持续 3 小时左右,食欲佳,仍有眼、口、鼻、咽干燥,睡眠较前好转,大便溏,无黏液、脓血,小便黄,舌质红,苔少,脉细弦数。西医检查示:两肺纹理增多,肝硬化,胆囊炎,右肾囊肿,ALT 50.6 u/L,AST 73.5 u/L,RF 43.5 IU/ml,

CRP 7.4 mg/L,ESR 41.0 mm/h,IgM、IgG 均升高。证属阴虚阳伤、郁热内蕴,拟予泻上补下、调和中州,方药如下:

北沙参 20 g	石斛 15 g	杭白芍 30 g	杭麦冬 15 g
北五味子 10 g	垂盆草 15 g	天麻 15 g	川连 3 g
代赭石 12 g	竹茹 10 g	酸枣仁 25 g	绿梅花 20 g
豨莶草 30 g	甘草 5 g		

10 剂,水煎服,日 1 剂。

6. 燥痹案 3

马××,女,61 岁。

一诊:2014 年 6 月 3 日。素有干燥综合征多年,近两月胃脘胀满不适,泛酸,嗳气不爽,咽部烧灼不适,后背痛,口干不欲饮,双目干涩,飞蚊症,眠浅多梦,二便调和。舌红、苔黄、脉弦细。时有齿龈肿痛,按其病症当以调肝和胃,养阴润燥为治,方药如下:

北沙参 20 g	竹茹 10 g	枳壳 15 g	法半夏 15 g
绿梅花 20 g	炒川连 3 g	石斛 10 g	酸枣仁 25 g
菊花 15 g	杭白芍 30 g	谷芽 25 g	

10 剂,水煎服,日 1 剂。

二诊:2014 年 7 月 18 日。病史同前,服药前后,胃胀,反酸,口干味淡,双目干涩,飞蚊症,眉棱骨酸痛,舌质暗,苔薄黄偏腻,脉弦细,有冠心病、下肢静脉曲张、椎动脉硬化病史,结合脉证予以柔肝润燥,益胃安中,方药如下:

银柴胡 30 g	石斛 15 g	杭白芍 30 g	菊花 12 g
甘枸杞 15 g	甘青果 10 g	远志 10 g	绿梅花 20 g
炒川连 3 g	酸枣仁 30 g	丝瓜络 20 g	谷芽 25 g

10 剂,水煎服,日 1 剂。

7. 痹证案 1

马××,女,59 岁。

一诊:2013 年 11 月 16 日。患者年逾六旬,前因下肢皮下结节来诊,药后转好,药物未停,近两周复发,刻下双下肢散在结节,触痛阴性,神疲乏力,口腔异味,饮食尚可,睡眠佳,二便调和,舌暗红,苔薄黄腻,脉细弦。此为湿热下注,血络瘀滞之证,拟予清热利湿、凉血和络为治,方药如下:

生石膏 15 g	桂枝 6 g	炒川连 3 g	石斛 15 g
杭菊花 15 g	山萸 20 g	豨莶草 30 g	忍冬藤 20 g
生薏米 40 g	赤芍 10 g	天麻 15 g	甘草 5 g

10 剂,水煎服,日 1 剂。

二诊:2014 年 1 月 7 日。病史同前,药后皮下结节增多,较前软,疼痛感减轻,仍有肿胀灼热感,瘙痒。头昏思睡,乏力减轻。口干亦减轻,口气偏重,食纳可,二便尚调,夜眠尚安。舌质暗红,边齿痕,苔白腻稍黄,脉沉少力。按其症治以下肢为重,乃湿热为患,拟用桂枝石膏汤加味为治,方药如下:

生石膏 30 g	桂枝 6 g	蒲公英 20 g	石斛 15 g
赤芍 10 g	炒桑枝 20 g	豨莶草 30 g	忍冬藤 25 g
徐长卿 40 g	红花 10 g	酸枣仁 25 g	土鳖虫 10 g
合欢皮 30 g	鸡冠花 15 g		

10 剂,水煎服,日 1 剂。

三诊:2014 年 5 月 21 日。病史同前,服用激素治疗 1 月余。刻下:皮下结节消失,但多食善饥,多汗、以头颈部为主,双眼视物模糊,面部烘热,大便日行 2～3 次,不成形,小便调和,舌红,苔白腻,脉细数。证属热痹,刻下用激素治疗,病情缓解,但就本病病情复杂,证属本虚标实之象,图该治其本而缓其标,今按临床体征当以顺为治,方药如下:

生石膏 30 g	桂枝 6 g	蒲公英 20 g	石斛 15 g
熟女贞 15 g	旱莲草 15 g	杭白芍 30 g	淮小麦 50 g
杭麦冬 15 g	煅龙、牡各 10 g	丝瓜络 20 g	菊花 12 g
生薏米 30 g	天麻 15 g	全虫 3 g	甘草 5 g

10 剂,水煎服,日 1 剂。

8. 痹证案 2

孙××,女,68 岁。

一诊:2015 年 8 月 4 日。双下肢冷痛 10 年余,加重 3 年,始于 10 年前夏天用凉水泡脚、洗澡,后逐渐出现下肢凉,近 3 年日益加重,多方求治,无效。刻下:失眠,多梦,头晕胃胀,偶嗳气,泛酸,口干苦,时有口腔溃疡,双肩酸痛,上半身多汗,双下肢冷痛。大便调,小便偶黄,时有灼热。舌暗红,苔薄黄,脉细弦涩。综合脉证分析系属肝胃不和,气血阻滞,予以降逆和胃、调和气血为治,方药如下:

煨葛根 25 g	代赭石 12 g	姜竹茹 10 g	枳壳 15 g
法半夏 10 g	天麻 15 g	杜仲 20 g	炒川连 25 g
鸡血藤 20 g	酸枣仁 25 g	川芎 10 g	桂枝 6 g
炒杭白芍 30 g	甘草 5 g		

10 剂,水煎服,日 1 剂。

二诊:2015 年 8 月 25 日。病史同前,药进二十剂,诸症好转。刻下:自觉膝下畏寒怕冷,皮色如常,行走则双膝酸痛,左足麻木时作。腰以上汗出偏多。口苦咽干入夜明显,偶见头晕欠适。食纳尚可,二便如常。夜眠入睡困难,多梦,舌质暗红,舌尖红甚,苔薄白,脉来细弦略沉。考之病位在下,上扰心肝,而诸症续起,治宜强腰益肾,清平二火以观之,方药如下:

煅龙、牡各 20 g	骨碎补 25 g	杜仲 20 g	仙灵脾 15 g
桂枝 6 g	杭白芍 30 g	鸡血藤 15 g	酸枣仁 25 g
川连 5 g	天麻 15 g	杭麦冬 12 g	甘草 5 g

10 剂,水煎服,日 1 剂。

9. 痹证案 3

李××,女,65 岁。

一诊:2013 年 11 月 6 日。患者年逾六旬,有高血压病、颈椎病、腰椎间盘突出病史,近 1 年感颈肩腰背酸痛不适,易疲劳,伴胸闷不适,喜叹息,双目干涩,口干不欲饮,纳食不馨,夜寐一般,便溏,日行 1~2 次,小便调。舌红,苔薄白,脉弦。证属木旺土虚,平衡失调之征,予以扶土抑木,平衡内环为治,方药如下:

煨葛根 25 g	代赭石 12 g	姜竹茹 10 g	远志 10 g
橘络 20 g	绿梅花 20 g	合欢皮 30 g	桂枝 6 g
杭白芍 20 g	谷芽 25 g	石斛 15 g	甘草 5 g

10 剂,水煎服,日 1 剂。

二诊:2013 年 11 月 22 日。药后腰背酸痛减轻,易疲劳,胸闷不舒,多思多虑,双目干涩,口干,纳食不馨,便溏,小便调。舌暗红,苔薄黄,脉弦细。按其病证仍当平衡升降,温通脉络,开郁醒脾为治,方药如下:

北沙参 20 g	煨葛根 25 g	代赭石 12 g	姜竹茹 10 g
石斛 15 g	远志 10 g	绿梅花 20 g	橘络 20 g
桂枝 5 g	炒丹参 15 g	檀香 6 g	炒川连 3 g

10 剂,水煎服,日 1 剂。

三诊:2014 年 1 月 10 日。服药后腰背酸痛逐渐缓解,胸闷减轻,刻诊:双目干涩发胀,颈肩酸痛不适,偶有头晕,唇干口淡,畏寒肢冷,纳寐尚可,二便调。舌暗红,苔薄白,脉弦缓。按其药后转向,治当调和气血,平衡升降为宜,方药如下:

煨葛根 25 g	橘络 20 g	姜竹茹 10 g	远志 10 g
天麻 15 g	桂枝 5 g	杭白芍 20 g	石斛 15 g
炒丹参 15 g	杜仲 20 g	合欢皮 20 g	甘草 5 g

10 剂,水煎服,日 1 剂。

10. 产后痹案 1

张××,女,35 岁。

一诊:2015 年 5 月 5 日。2014 年 3 月二胎产后,右手遇凉水易肿,颈后、右臂、腰部及腘窝处畏风寒。刻下:偶有胃脘冷痛,食生冷后小腹疼痛。大便2~3日一行,先干后溏,入睡困难,多眠。腰痛及足跟痛,月经周期正常,有血块,量少,余无明显不适。舌质淡,边有齿痕,苔薄,脉细。证系产后失调,脾胃失和为患,当以调和营卫,理脾和胃,方药如下:

生黄芪 30 g	桂枝 6 g	杭白芍 20 g	白术 15 g
陈皮 10 g	防风 10 g	酸枣仁 25 g	炒川连 3 g
宣木瓜 15 g	菟丝子 15 g	川芎 10 g	甘草 5 g

10剂,水煎服,日1剂。

二诊:2015年6月5日。投药后,诸症稍有轻减,右上肢及双下肢畏风寒,左上肢疼痛,抬举受限,双手肿胀,晨起明显。食欲尚可,眠可。大便1~3日一行,黏滞,质软,小便调,月经前小腹冷痛,腰部酸痛,足跟不适,月经同前,量中,舌质淡红苔薄白,舌尖红,脉细。按其药后特点,拟原方加减继以调之,方药如下:

生黄芪 30 g	桂枝 9 g	杭白芍 20 g	白术 15 g
陈皮 10 g	防风 10 g	川芎 10 g	天麻 15 g
荔枝核 20 g	杜仲 20 g	甘青果 10 g	甘草 5 g
炒川连 3 g	炒薏米 30 g	生姜 3 小片	红枣 5 枚

10剂,水煎服,日1剂。

11. 产后痹案 2

左×,女,28岁。

一诊:2015年5月5日。2009年人流后受凉,失于调理,出现畏寒、怕风、下肢酸楚,2012年生产后,症状加重。刻下:怕风,周身酸楚,心烦易怒,遇凉则胃脘不适,肋痛,月经规则,量偏少,色暗,便溏,日行1~2次,完谷不化,舌暗淡,脉细弦。该病症系肝郁脾虚、营卫不和,拟予扶土抑木,调和营卫为治,方药如下:

生黄芪 25 g	桂枝 6 g	杭白芍 20 g	防风 10 g
白术 15 g	陈皮 10 g	绿梅花 20 g	茯神 20 g

川芎 12 g　　　宣木瓜 15 g　　谷芽 2 g　　　　甘草 5 g

10 剂,水煎服,日 1 剂。

二诊:2015 年 7 月 7 日。病史同前,投 10 剂药后,诸症改善。刻下:畏风,下肢酸麻沉重,腰背及脐周怕凉,胸部及两胁胀痛,小腹坠胀,胃怕凉、辛辣之食物,手脚怕凉水。舌质淡苔薄,脉弦细。此系营卫不和,肝失调达为患,拟以黄芪建中汤合柴桂加味为治,方药如下:

生黄芪 30 g　　桂枝 9 g　　　杭白芍 20 g　　柴胡枝 10 g

白术 15 g　　　防风 10 g　　　陈皮 10 g　　　仙灵脾 15 g

川芎 12 g　　　乌药 10 g　　　甘草 5 g

10 剂,水煎服,日 1 剂。

三诊:2015 年 8 月 18 日。病史同前,前方药进,诸症改善。刻下:畏风,怕凉,下肢酸麻,眼目酸胀,巅顶作胀,纳可,大便日行 1 次,完谷不化,眠可,情绪易怒,舌淡,苔白,脉弦,月经周期正常,经期 8～9 天,量中等,夹血块,时有乳房胀痛,胸胁胀痛。按其病症,前诊拟用黄芪建中和玉屏之剂未效。今以脉症有喜于肝,治当从之,方以逍遥散加减出入以欢之,方药如下:

柴胡 10 g　　　白术 15 g　　　茯神 20 g　　　杭白芍 30 g

制白附 3 g　　　川芎 12 g　　　合欢皮 20 g　　双丁 12 g

天麻 15 g　　　宣木瓜 15 g　　甘草 5 g

10 剂,水煎服,日 1 剂。

12. 产后痹案 3

陈×,女,28 岁。

就诊时间:2016 年 5 月 27 日。患者产后 5 个月,感腰背冷痛,肢寒畏冷,情绪低落,月经量少色暗,纳可,夜寐欠安,入睡困难,多梦,大便 1～2 日一行,小便尚调。舌淡红,苔薄腻,脉弦细。此系阴阳失调,气血失和之征,予以调和营卫,理血调冲为治,方药如下:

生黄芪 25 g	桂枝 6 g	杭白芍 20 g	酸枣仁 25 g
川芎 10 g	炙香附 15 g	益母草 15 g	远志 15 g
琥珀 10 g	柴胡 10 g	甘草 5 g	

10 剂,水煎服,日 1 剂。

13. 脉痹案

汪××,女,53 岁。

一诊:2015 年 8 月 11 日。多发性动脉闭塞 10 余年,有高血压病。CTA 示:腹腔干、肠系膜上动脉、右肾动脉、肝动脉病变,考虑多发性大动脉炎可能;右肾动脉纤细;右肾缺血性萎缩;肝脏多发囊肿。刻下:腹痛时作,饮食加重,偶伴腹泻,便后不减,时有头痛,颞部为主,纳寐一般,二便调。舌暗红,边有瘀点,苔薄白,脉弦细。患者乃脉络痹阻,气血运行不畅而致的整体功能失调,治疗当以通为用,先缓解症状,再从整体考虑:

煨葛根 25 g	枳壳 15 g	沉香 9 g	姜竹茹 10 g
五灵脂 10 g	杭白芍 20 g	杏仁 10 g	桃仁 10 g
川芎 12 g	天麻 15 g	桂枝 6 g	谷芽 25 g

7 剂,水煎服,日 1 剂。

二诊:药后腹痛减轻,不可多食,多食则腹痛加剧,二便尚可,眠一般,口干夜甚,腰酸肢软,乏力,颈项肩关节酸痛,舌淡红,有瘀点,苔薄,脉弦细。治以痛痹为用,方仿还少丹出入:

煨葛根 25 g	生黄芪 15 g	仙鹤草 20 g	枳壳 15 g
竹茹 10 g	杏仁 10 g	桃仁 10 g	鸡血藤 15 g
石斛 15 g	益母草 15 g	桂枝 6 g	杭白芍 30 g
川芎 12 g	蟅虫 10 g	甘草 5 g	

7 剂,水煎服,日 1 剂。

八、肿瘤术后

1.肺癌术后案

孙××,男,74 岁。

一诊:2013 年 1 月 22 日。患者于 2013 年 1 月 9 日行肺癌手术治疗,术后咳嗽咯痰较前增加,夜间时有左胸隐痛。刻诊:咳嗽,痰多,色白稍黏,易咯出。胸闷气促较前缓解,仍感乏力易汗出,纳谷不馨,大便日行 1～2 次,眠尚安。舌质淡红,苔薄黄稍腻,脉弦稍数。按其药后转归,仍当滋养化源,清热化痰,继治图之,方药如下:

生黄芪 30 g	熟女贞 15 g	北沙参 20 g	杭麦冬 15 g
川贝母 10 g	橘络 20 g	炙桔梗 10 g	鱼腥草 10 g
远志 10 g	田三七 6 g	芦根 20 g	甘草 5 g

10 剂,水煎服,日 1 剂。

二诊:2013 年 3 月 21 日。病史同前,近一个月咽痒,咳嗽,少许白色黏痰,偶有胸闷,乏力多汗,盗汗。饮食一般,进食时胸骨后不适。大便日行 2 次,成形便,小便调和,夜间口干,偶有口腔溃疡。舌暗红,苔薄黄,脉弦。综合脉症仍守原意,出入为用。方药如下:

北沙参 20 g	川贝母 10 g	熟女贞 15 g	竹茹 10 g
橘络 20 g	炙苦梗 10 g	鱼腥草 12 g	炒川连 3 g
浮小麦 50 g	芦根 20 g	远志 10 g	千张纸 10 g
冬瓜仁 15 g	甘草 5 g		

10 剂,水煎服,日 1 剂。

三诊:2013 年 6 月 6 日。病史同前,刻下仍有咽痒,咳嗽,少许白色黏稠痰,仍有乏力,自汗,盗汗,大便日行 2 次,成形便,小便调和,偶有口腔溃疡。睡眠差,每晚只睡 2～3 小时。舌暗淡,

苔薄,脉弦。时有腰腿痛。考之病位在肺,但由于延久诸病滋生,治疗当以顺应图之以资改善。方药如下:

北沙参 20 g	浮小麦 50 g	碧桃干 30 g	杭麦冬 15 g
炒川连 3 g	石斛 15 g	酸枣仁 30 g	熟女贞 15 g
远志 10 g	芦根 20 g	甘草 5 g	竹茹 10 g

10 剂,水煎服,日 1 剂。

四诊:2013 年 7 月 18 日。病史同前,刻下自我感觉良好,诸症好转,仍有咽痒、咳嗽,大便日行 2~3 次,成形,溲黄,口腔溃疡,睡眠较前有所改善(每晚可睡 4 小时左右),素有耳鸣如蝉,听力下降,视力下降。舌淡红,苔薄,脉弦。按其病证较为稳定,守方为宜。方药如下:

北沙参 20 g	炙桔梗 10 g	杭麦冬 15 g	北五味 10 g
远志 10 g	蝉衣 6 g	熟女贞 15 g	磁石 15 g
酸枣仁 30 g	(炒)川连 3 g	芦根 20 g	甘草 5 g

10 剂,水煎服,日 1 剂。

五诊:2013 年 10 月 29 日。患者年逾七旬,形体丰满,宿无特殊病史,始因三年前因咯血,辅检示为左下肺癌,行手术治疗,病灶得以控制,但肺体受损,本体功能受到破坏,而出现胸闷咳嗽,睡眠欠佳,往往难以入寐,纳呆便溏,神倦乏力,自盗汗时起,口腔溃疡亦不时而出,故求于中医调治,初诊视其舌暗苔薄深现裂纹,脉为虚弦,当考予化痰理肺,和胃调中之剂,药进旬余症状得以改善,后按病程转归,生肺虚阴伤、痰浊壅塞之势,故转用滋养化源,清化痰浊,按此原创调治至今,本体情况良好,眠食均可,二便为常,唯痰热现象仍时轻时重,今入冬令拟改用膏剂继以图之,有望进一步改善,当于常态为本。方药如下:

生黄芪 300 g	北沙参 200 g	甘绞股蓝 150 g	杭麦冬 150 g
炙桔梗 100 g	川贝母 100 g	橘络 200 g	熟女贞 150 g
鱼腥草 100 g	远志 100 g	炒川连 50 g	碧桃干 300 g
炒桑叶 150 g	石斛 150 g	田三七 100 g	磁石 400 g

酸枣仁 250 g　　生薏米 300 g　　芦根 300 g　　　　北五味 100 g
甘草 50 g

上药熬尽汁，加银耳 300 g、冰糖 300 g、蜂蜜 500 g，服膏，每服 1 汤勺，日 3 次，用荸荠水冲下。

【按】本案在制作膏方中为何不选用胶质之品，因为其病位在肺，加之脾运不良，内生湿浊，后湿下行于外，转化为痰，上壅于肺，故咳嗽不已，对其治疗要断痰湿必须从脾着手，因脾为生痰之源，故本案始终予以滋养化源，清化痰浊，目的在于补土生津，鉴之于此，故在选方用药不宜取之胶类之品。因为"胶"偏于黏稠，有碍于脾之运化，胶柱于痰难以咳出，反影响肺之宣通，故不选用。方中以冰糖收膏，因为冰糖味微甘甜，但入脾肺二经，其具有补中益气、和胃润肺、止咳化痰之功，正如《本草逢源》载："世言糖性湿热，多食令齿龋生疳。近见患口疳者，细嚼冰糖辄愈，取其达疳以磨湿热凝滞也，又暴得咳嗽，吐血乍止，以冰糖与燕窝同煮连服，取其平补肺胃，而无止截之患也。"可见今取用冰糖义在于此，因此我们在拟行膏方时不能只看到胶容易收膏，而主要是考虑用胶在膏方中的药效，所以不同的胶要根据不同的功效来选用，并要掌握好用量，这是用胶制膏必须注意的问题。

近年来，所接诊的肿瘤患者与日俱增，但多数为手术及放、化疗后的患者，其临床症候多属虚象，故凡遇此等病患，每以扶助正气为先，然补气不唯四君，补血不任四物，重在调整五脏六腑之功能，而五脏六腑之中，尤以脾胃的功能最为关键。肿瘤手术及放、化疗后，每见有纳呆、腹泻、呕吐、腹胀等脾胃受损之象，但先调其脾胃，方可言之扶正。而调理脾胃，却非仅以四君、归脾、补中益气等物补益中气之谓尔，若湿阻则重以宣化，气滞则先以理气，阴伤则须甘寒养阴，唯有气弱方可进以参芪大补中气。其具体用药又须掌握"补不峻补，温燥适度，益脾重理气，养胃用甘平"的原则。此外，若言治本病，其对肝的调理亦为必要，因肿瘤患者，每有忧思惊恐过度而致肝郁，此即由病而郁，医者须及时予以调治，切不可再因郁而致他患,而治郁之逍遥散、越鞠丸皆可灵活加减施用,务必使肝条脾健,正气旺盛,精神愉悦,方能治病救人、带病延年,为治疗此病的最佳选择。

2. 乳腺癌术后案 1

顾××,女,68 岁。

一诊:2016 年 6 月 14 日。患者年近七旬,罹患乳腺癌近 20 年,今年体检发现有肺、骨转移,服靶向药物治疗。刻诊:体倦乏力,气短少续,消谷善饥,胃脘胀满伴反酸,食管灼热感,夜寐尚可,二便正常。舌暗红,舌下静脉瘀曲,脉沉细弦。综合分析,乃系气阴两伤,阳明燥热,治宜益气养阴,清燥和中,方药如下:

西洋参 10 g	石斛 15 g	竹茹 10 g	绿梅花 20 g
炒川连 5 g	枳壳 15 g	干荷叶 10 g	生石膏 15 g
麦冬 12 g	北五味 10 g	甘草 5 g	

15 剂,水煎服,日 1 剂。

二诊:2016 年 6 月 28 日。药后食管灼热感消除,胃脘胀满反酸减轻。刻诊:仍见乏力气短,时有呛咳,舌暗红,苔黄腻,口干苦,拟前治稍作调整,去北五味、生石膏,加佩兰 6 g、蒲公英 15 g、仙鹤草 20 g。

14 剂,水煎服,日 1 剂。

三诊:2016 年 7 月 12 日。药后诸症稍减轻。刻诊:体倦乏力,时有呛咳,气短,消谷善饥,食后胃脘胀满,舌暗淡,苔白腻,脉细数。按其体征,乃系肺失肃降,水饮内停,当先肃降除饮,以复中州运化为要,方药如下:

北沙参 20 g	竹茹 10 g	橘络 20 g	葶苈子 15 g
炒卜子 15 g	石斛 15 g	生石膏 12 g	佛手 10 g
蒲公英 20 g	生薏米 30 g	干荷叶 10 g	

15 剂,水煎服,日 1 剂。

3.乳腺癌术后案 2

马××,女,33 岁。

一诊:2013 年 11 月 8 日。右乳腺内导管癌术后 2 年余。刻诊:左乳刺痛,经前明显,胃脘胀满,多食尤甚,腰部怕冷,疲乏无力,夜尿频数,月经周期正常,量少色暗,夹小血块,带下色黄。舌淡红,苔薄,脉细弦。证属肝郁气滞,血脉瘀结之征,予以条达木郁,化瘀散结,升清降浊为治,方药如下:

生黄芪 25g	防风 10g	桂枝 6g	杭白芍 20g
白术 15g	枳壳 15g	柴胡 10g	陈皮 10g
制香附 20g	绿梅花 20g	川萆薢 15g	生薏米 30g
川芎 10g	甘草 5g		

10 剂,水煎服,日 1 剂。

二诊:2013 年 12 月 11 日。药后平善,刻下神疲乏力,困倦,怕冷,月经后期,量少,带下色黄,纳寐可,二便调。舌暗红,苔薄,脉细弦。证属气阴两虚,冲任失调之征,拟予益气养阴,调节冲任为治,方药如下:

生黄芪 25g	红参 10g	桂枝 6g	杭白芍 30g
白术 15g	鹿角霜 15g	柴胡 12g	天麻 15g
贯众炭 15g	合欢皮 30g	川萆薢 15g	制香附 20g
蒲公英 20g	甘草 5g		

10 剂,水煎服,日 1 剂。

三诊:2014 年 1 月 15 日。药后自觉疲乏症状明显减轻。刻诊:口干,乏味,胃脘胀满,少腹隐痛,矢气偏多,纳可,大便正常,小便频数,月事如常,带下转清。按其药后转向,拟予理脾和胃,条达肝气为治,方药如下:

生黄芪 25g	防风 10g	白术 15g	陈皮 10g
杭白芍 20g	桂枝 6g	柴胡 10g	合欢皮 30g
石斛 15g	制香附 20g	炒薏米 30g	甘草 5g

10 剂,水煎服,日 1 剂。

4. 乳腺癌术后案 3

余××,女,43 岁。

一诊:2013 年 11 月 12 日。年过四旬,前因左乳腺癌行根治术,后行化疗 6 疗程,放疗多次。2013 年 8 月 31 日 CT 平扫示:左乳腺癌术后未见明显转移灶,肝脏右下叶囊肿,左肾轻度积水。刻诊:乏力、易疲劳、头面易汗出,口干饮而不减,眼目胀涩不舒,视力下降,食纳少,大便日行 1 次,偏稀,小便夜频清长。月事五月未来潮。舌质暗淡,边尖齿痕,苔薄白腻,脉细数,至数不齐。证属气阴两伤,肝郁脾虚之证。予以益气养阴调和肝脾为治。方药如下:

北沙参 20 g	石斛 15 g	杭麦冬 15 g	五味子 10 g
杭白芍 30 g	甘枸杞 15 g	煅龙、牡各 20 g	淮小麦 50 g
合欢皮 30 g	绞股蓝 15 g	甘草 5 g	益母草 15 g

10 剂,水煎服,日 1 剂。

二诊:2013 年 12 月 3 日。病史同前,药后自觉气力有增。刻诊:仍易头面阵发烘热汗出,眼目胀涩。手足不温,入夜下肢畏寒甚,食纳尚可,二便尚调,夜眠入睡困难。月事仍未来潮,舌质暗淡,边齿痕,苔薄黄,脉细数少力。综合脉症乃为阴虚阳伤,心肾失交之征。当以潜阳和阴,交通心肾为治。方药如下:

淮小麦 50 g	杭白芍 30 g	桂枝 6 g	煅龙、牡各 20 g
甘枸杞 15 g	杭菊花 15 g	远志 10 g	酸枣仁 25 g
合欢皮 30 g	炒川连 3 g	川半夏 10 g	甘草 5 g

10 剂,水煎服,日 1 剂。

三诊:2014 年 1 月 7 日。病史同前,刻下易疲劳,睡眠差,盗汗,以头面部汗出为甚,晨起胸痛,双目干涩,饮食尚可,二便调和,舌暗淡边有齿痕,苔薄,脉弦。按其术后所现体征当以益气养阴,条达木郁,以资调节,而善其后。方药如下:

生黄芪 30 g	熟女贞 15 g	淮小麦 50 g	杭白芍 20 g
甘枸杞 15 g	酸枣仁 25 g	桂枝 6 g	灵芝 10 g
远志 10 g	合欢皮 30 g	甘草 5 g	

15 剂,水煎服,日 1 剂。

5. 乳腺癌术后案 4

常××,女,43 岁。

就诊时间:2015 年 4 月 24 日,患者 2011 年 4 月行左乳腺癌改良根治术,2013 年 12 月 CT 示:两肺多发肺大疱,左侧少量胸腔积液,2015 年 1 月 CT 示:肝转移,骨转移。刻诊:1 个月前突发耳聋,上楼梯喘闷,手足指(趾)麻木,腰部左侧隐痛,眠食尚可,大便 1～2 日一行,偶偏干,无明显不适,舌质暗淡,苔薄滑,脉沉细、微弦,综合脉证,乃系多脏受损,血脉瘀滞,痰浊壅塞,肺失肃降,治当清化痰浊,活血通脉为先策。药物如下:

北沙参 20 g	鱼腥草 10 g	炙桔梗 10 g	甜葶苈 15 g
山慈姑 10 g	炒介子 10 g	芦根 20 g	䗪虫 10 g
绞股蓝 15 g	生薏米 30 g	甘草 5 g	

10 剂,水煎服,日 1 剂。

6. 结肠癌术后案

李××,男,55 岁。

一诊:2015 年 12 月 22 日,患者因结肠癌于 2014 年 4 月行手术治疗并做化疗,一般状况尚可,唯内热偏盛,大便滞下。近期复查提示右肺上叶出现小结节,但无咳嗽胸闷现象,有胆囊结石。兹诊脉象细数,舌红苔滑腻,以脉症相参,系由阴虚夹湿,痰浊瘀结所致。按其病证,治当滋养化源,清化痰浊,化瘀散结,以观其效。方药如下:

北沙参 20 g	竹茹 10 g	鱼腥草 10 g	瓜蒌皮 12 g
杏、桃仁各 10 g	夏枯草 15 g	猫爪草 10 g	皂刺 10 g

| 芦根 20 g | 无花果 15 g | 生山楂 15 g | 蛇舌草 15 g |
| 马齿苋 15 g | 生薏米 30 g | | |

20 剂,水煎服,日 1 剂。

二诊:药后平善,原方继服。

三诊:2016 年 1 月 26 日,药后病情较前好转,仍见大便日行 2 次,偶有咳嗽,夜寐易醒,舌红,苔薄腻,脉弦滑,上方加石韦 10 g、鱼腥草 15 g,20 剂,水煎服,日 1 剂。

四诊:2016 年 5 月 27 日,患者上月因右肺小结节行手术治疗,病理示结肠癌肺转移灶。刻诊:大便次数偏多,日行 3～4 次,无不适感,活动后左膝、踝关节酸痛,小便调,夜寐可,舌红,苔薄黄腻,脉弦细。按其病证当宜随机应变,顺应图之,以观其后。方药如下:

生黄芪 30 g	甘绞股蓝 15 g	怀山药 20 g	炙桔梗 10 g
陈皮 10 g	鸡血藤 20 g	宣木瓜 15 g	炒川连 5 g
芦根 20 g	炒薏米 30 g	甘草 5 g	

15 剂,水煎服,日 1 剂。

7. 直肠癌术后案

卢××,女,60 岁。

一诊:2013 年 9 月 17 日。直肠癌术后 5 年余。刻诊:下腹部隐痛伴重坠不适,大便滞下,双目干涩,口干黏苦,不欲饮水,舌体麻木,烧灼感,情绪急躁,久坐腰痛,纳可,入睡困难,周身关节不时疼痛。舌红,苔花剥,脉弦细。证属肝肾阴虚,心肾失交,腑气失调之征,当治以滋养下元,交通心肾,调和胃肠之剂,方药如下:

北沙参 20 g	杭白芍 30 g	熟女贞 15 g	石斛 15 g
远志 10 g	酸枣仁 25 g	合欢皮 20 g	天麻 15 g
杜仲 20 g	谷芽 25 g	枳壳 15 g	甘草 5 g

10 剂,水煎服,日 1 剂。

二诊:2013 年 10 月 16 日。病史同前,药后下腹部隐痛重坠感消失,胃脘部时有胀满不适,周身乏力,心中烦躁,双目干涩,口干黏苦,劳则腰痛不适,纳食欠佳,大便日行 2~3 次,黏滞不尽,夜寐易醒,舌红少苔,脉弦细。按其病证,拟予柔养肝肾,调和中州为治,方药如下:

北沙参 20 g	炙龟板 15 g	甘枸杞 15 g	覆盆子 15 g
石莲子 15 g	石斛 15 g	远志 10 g	酸枣仁 25 g
合欢皮 20 g	佛手 15 g	谷芽 25 g	天麻 15 g
枳壳 15 g	竹茹 10 g		

10 剂,水煎服,日 1 剂。

三诊:2013 年 11 月 12 日。病史同前,药后双目干涩减轻。刻诊:头晕乏力感明显,下肢沉重,腰痛不适,口干不欲饮,入夜胃脘隐痛,纳食可,大便日行 2~3 次,量少难下,偏干,夜尿频多不尽感,入睡困难。情绪急躁,善叹息,舌暗红,苔薄少,脉细弦。结合脉症,乃系阴虚内热,肝胃不和,予以柔养肝肾,和胃安中为治,方药如下:

北沙参 20 g	石斛 15 g	甘枸杞 15 g	杭菊花 15 g
杭白芍 30 g	覆盆子 15 g	远志 10 g	酸枣仁 30 g
合欢皮 30 g	炙龟板 15 g	天麻 15 g	枳壳 15 g
谷芽 25 g	竹茹 10 g		

10 剂,水煎服,日 1 剂。

8. 食管癌术后案

郎××,女,74 岁。

一诊:2014 年 5 月 27 日。食管癌手术后放、化疗一年余。刻诊:胸骨后灼热感,伴嗳气,食欲差,口苦,口干,全身乏力,夜间胸闷,偶有心慌、手麻木感,小便味重,色黄,大便尚成形,日行 1 次,舌暗红,苔黄腻,脉细滑,此乃术后脾运不良,湿浊中蕴所致。拟予醒脾和胃化浊畅中为治,方药如下:

北沙参 20 g	竹茹 10 g	枳壳 15 g	绿梅花 20 g

橘络 15 g　　　法半夏 12 g　　　石斛 15 g　　　远志 10 g

车前草 9 g　　　酸枣仁 25 g　　　炒川连 3 g　　　谷芽 25 g

7 剂,水煎服,日 1 剂。

二诊:2014 年 6 月 10 日。病史同前,药后烧心、咽干症状明显减轻,刻下仍有烧心,咽干,口苦,不欲饮,嗳气,偶胸闷,双手指麻木,神疲乏力,双目睁开费力,食欲差,大便日行 1~2 次,偏干,小便黄,偶伴灼热,舌暗,苔厚,稍腻,脉弦,按其药后转归,当随机应变,顺应图之,以资调节。方药如下:

北沙参 20 g　　　石斛 15 g　　　竹茹 10 g　　　橘络 20 g

绿梅花 20 g　　　枳壳 15 g　　　千张纸 10 g　　　川连 3 g

酸枣仁 25 g　　　仙鹤草 15 g　　　谷芽 25 g

7 剂,水煎服,日 1 剂。鲜荷梗 1 尺许为引。

三诊:2014 年 6 月 25 日。病史同前,药后症状减轻。刻下:偶尔有烧心感,为夜间口干甚,口苦酸,痰多,白色黏痰,偶嗳气,神疲乏力,双手麻木,食欲欠佳,大便日行 1~2 次,偶不成形,小便调和,舌暗淡,苔黄腻,脉弦,下午双下肢水肿,以方脉相参,继以和胃安中为宜,方药如下:

北沙参 20 g　　　仙鹤草 15 g　　　石斛 15 g　　　竹茹 10 g

橘络 20 g　　　法半夏 12 g　　　枳壳 15 g　　　绿梅花 20 g

炒川连 3 g　　　天麻 12 g　　　酸枣仁 25 g　　　生薏米 30 g

谷芽 25 g　　　车前草 9 g

7 剂,水煎服,日 1 剂。

四诊:2014 年 7 月 2 日。病史同前,药后烧心感明显好转,仍有嗳气,自汗,痰多色白质黏,耳闷,夜间口干苦酸,食欲差,大便二日一行,稍偏干,排便肛门灼热,小便调和,舌暗淡,苔薄,脉弦。按其症情,当以顺应而治以善其后,方药如下:

北沙参 20 g　　　石斛 15 g　　　竹茹 10 g　　　法半夏 12 g

橘络 20 g　　　远志 10 g　　　枳壳 15 g　　　杏、桃仁各 10 g

绿梅花 20 g　　　蒲公英 15 g　　　仙鹤草 15 g　　　谷芽 25 g

10 剂,水煎服,日 1 剂。

【按】本案食管癌术后,出现泛酸、嗳气、胃脘胀满,从中医理论分析,此由术后胃肠功能紊乱所致,属术后气阴两伤、脾胃不和之征,故拟益气扶正、调和中州之剂,服用旬日,诸症即转,后守服月余,期间或以术、芪、灵扶正益气,或以酸枣仁开郁醒脾,桂枝、白芍调和营卫,皆不离肝胆脾胃论治,虽无治癌之药,却有愈病之意。

九、妇 科 病 证

1. 痛经案

周××,女 25 岁。

一诊:2015 年 4 月 28 日,反复痛经十余年,自初潮时即有痛经,第一、二天痛,痛甚则呕吐、腹泻,经量偏少,色暗夹块,心烦易怒,入睡困难,眠浅易醒,冬天怕冷,夏季手足心热,心慌胸闷,时有痤疮,饮食不慎则脘胀便溏,口干不欲饮,小便偶黄,舌暗红,苔薄腻微黄,脉弦细。此乃木贼土虚、气血失调所致,予以扶土泻木,调和气血为治:

白术 15 g	陈皮 10 g	杭白芍 30 g	防风 10 g
绿梅花 20 g	马齿苋 15 g	姜竹茹 10 g	远志 10 g
炒川连 3 g	酸枣仁 25 g	川芎 10 g	延胡索 15 g
桂枝 6 g	荔枝核 20 g	甘草 5 g	

15 剂,水煎服,日 1 剂。

二诊:2015 年 6 月 12 日,前药尽服,月事如期而至,仍见经行腹痛,痛甚则吐泻交作,量少色暗,手足心热,腰骶畏寒,食纳可,二便尚调,夜眠入睡困难易醒,舌质暗红,苔中白腻,脉来细弦。此乃肝郁脾虚,冲任失调之征,拟予以调和肝脾、调血调冲为治:

白术 15 g	炒枳壳 15 g	姜竹茹 10 g	姜半夏 12 g

杭白芍 30 g	合欢皮 20 g	酸枣仁 25 g	川芎 10 g
延胡索 15 g	制香附 20 g	桂枝 6 g	荔枝核 20 g
干生地 12 g	甘草 5 g		

15 剂,水煎服,日 1 剂。

【按】痛经多为感受寒邪,肝郁气滞,经脉不和而不通则痛。正如《傅青主女科》在"经水将来脐下先痛"条下云:"此乃寒热交作,下焦寒湿相交之故。"说明寒湿乃为邪气,妇人有冲任之脉,居于下焦,冲为血海,任为胞室,均喜正气相通,最恶邪犯,不然则寒湿内乱,两邪相争而疼痛。本案为肝郁脾虚,气血失调,治用逍遥散加减,药尽腹痛得解,他症悉除。可见逍遥散实为调经之剂,因女子以肝为先天,主司条达,经水能否通顺,皆赖于肝,可谓一方治木郁,而诸郁得解。

2.绝经前后诸症案 1

李××,女,48 岁。

一诊:2014 年 4 月 11 日,患者年近五旬,绝经半年,近一年逐渐出现全身燥热心烦,阵发性红热,头昏目胀,面部及双下肢均有肿胀感,头皮紧热,眠浅易醒,饮食尚可,大便日行一次不成形,小便调,舌暗,苔薄,脉细弦。证属阴虚阳亢,二火相炽,予以潜阳和阴,清平二火为治,方药如下:

淮小麦 50 g	北沙参 20 g	杭白芍 30 g	桂枝 6 g
煅龙、牡各 20 g	杭麦冬 15 g	炒川连 3 g	酸枣仁 30 g
琥珀 10 g	甘草 5 g	磁石 40 g	

7 剂,水煎服,日 1 剂。

二诊:2014 年 4 月 18 日,病史同前,药后症情未见明显变化。刻诊:仍见巅顶及脑后紧痛昏胀不时发作,潮热无汗。自觉头面四肢肿胀感,食纳可,大便日行 1～2 次,不成形,小溲尚调,夜间烦躁难眠。舌质淡,苔薄黄,脉来弦滑稍细。证属肝郁脾虚,气血失调,予以开郁醒脾,调和气血为治:

淮小麦 50 g	杭白芍 30 g	柴胡梗 10 g	石斛 15 g
合欢皮 30 g	酸枣仁 25 g	磁石 40 g	天麻 15 g
川芎 10 g	郁金 12 g	苎麻根 15 g	甘草 5 g

10 剂,水煎服,日 1 剂。

三诊:2014 年 5 月 7 日。病史同前,前方服后,巅顶紧痛、昏胀已除,潮热烦躁大减,夜眠亦较前安。唯颜面仍不时有紧胀气肿之感,食纳可,大便日行 1～2 次,不成形,小溲尚调。舌质淡胖,边轻齿痕,苔薄白,脉弦细。症情乃当按其目前体征为治,当调肝理脾,交通水火:

北沙参 20 g	淮小麦 50 g	杭白芍 30 g	磁石 40 g
柴胡 10 g	淮山药 20 g	杭菊花 15 g	合欢皮 30 g
酸枣仁 25 g	石斛 15 g	远志 10 g	炒川连 3 g
天麻 15 g	甘草 5 g		

10 剂,水煎服,日 1 剂。

3. 绝经前后诸症案 2

刘××,女,51 岁。

就诊时间:2015 年 6 月 5 日。患者年届五旬,月事已绝半年,近来烦热汗出以头面为甚,头昏胀时作,眼目干痒,疲劳乏力,不耐劳作,食纳欠佳,大便日更数行,稀溏,时见完谷不化,夜眠入睡困难,舌质暗红少苔,薄滑,脉来弦缓。咽痒而咳,无痰,夜间时作。考之证属肝郁脾虚,二火内炽,而治乃当开郁醒脾、清平相火,以善其后:

北沙参 20 g	杭白芍 30 g	炒杭菊 15 g	石斛 15 g
双丁 12 g	夏枯草 15 g	猫爪草 15 g	绿梅花 20 g
炒川连 3 g	酸枣仁 25 g	无花果 10 g	远志 10 g
车前草 12 g	扁豆花 15 g		

10 剂,水煎服,日 1 剂,鲜荷叶一小张为引。

【按】绝经前后诸症,即现代医学所谓的围绝经期综合征。

考之中医诸多古籍,并无与之相应的病名,所现诸症皆散在于中医各科之中,如古之谓"脏躁""盗汗""心悸""不寐""郁证"等皆可见于此病。从临床所见,本病致病机因多责之肝肾阴虚,阴阳失衡,《素问·上古天真论》有:"……七七任脉虚,太冲脉衰少,天癸竭,地道不通,故形坏而无子也"之谓,盖因妇人七七前后,冲任渐虚,天癸将竭,经亏血少,阴不敛阳,加之妇人多忧愁思虑,每见情志郁结,久而化热,致使龙雷之火失于潜藏,而诸症丛生,故欲治此病,滋养下元乃为其用药之关键,而清泻、潜镇、开郁、通络诸法又须寓于其中。以上所举两案皆以滋阴潜阳为治,或以二加龙骨牡蛎汤调节营卫,潜阳和阴;或以酸枣仁汤、甘麦大枣汤调养心肝,宁心安神;或以川连、龙胆、石膏以清热;合欢皮、绿梅花、川楝子、丹参以开郁通络;诸法并施,同中存异,异中守同,唯随症用药而已。

4. 月经不调案 1

魏××,女,25 岁。

一诊:2014 年 5 月 7 日。月经紊乱一年余,初始月经周期规则,十余天干净,量中等,后经治疗,5～7 天干净,但 15 天左右行经一次,经前乳房胀痛,多梦,口干苦,喜热饮,口腔异味,饮食时不慎则便溏,小便调和,舌暗,苔薄黄,脉弦,证属木贼土虚,气血失调,治以扶土泻木,调和气血:

竹茹 10 g	白术 15 g	枳壳 15 g	青、陈皮各 10 g
杭白芍 20 g	柴胡 10 g	石斛 15 g	炒川连 3 g
苏梗 10 g	合欢皮 30 g	贯众炭 15 g	延胡索 15 g

10 剂,水煎服,日 1 剂。

二诊:2014 年 6 月 4 日。病史同前,5 月 16 日行经,两周才干净,量中,伴腹痛,口苦,眠差,多梦,大便日行 1 次,不成形,小便调和,饮食尚可,舌暗红,苔薄,脉细弦。根据证情,当以调和肝脾,理血调冲为治:

太子参 18 g	白术 15 g	淮山药 20 g	防风 10 g
陈皮 10 g	杭白芍 30 g	桂枝 6 g	合欢皮 20 g
酸枣仁 25 g	炒川连 3 g	茺蔚子 10 g	甘草 5 g

10 剂,水煎服,日 1 剂。

三诊:2014 年 7 月 9 日。病史同前,前次月事周期 35 日,8 日始净,色量尚可,经前仍有轻度乳房胀痛。刻诊:口苦,口气偏重,食欲欠佳,便下稀溏日一行,时有不尽感,小溲尚调,夜眠浅而易醒。舌质淡,苔薄稍腻,边轻齿痕,脉来稍弦数。以脉症相参,当予以条达木郁,和胃调中为治:

北沙参 20 g	石斛 15 g	竹茹 10 g	远志 10 g
绿梅花 20 g	炒川连 3 g	制香附 20 g	酸枣仁 25 g
枳壳 15 g	蒲公英 15 g	谷芽 25 g	茺蔚子 12 g

10 剂,水煎服,日 1 剂。

5. 月经不调案 2

张××,女,22 岁。

一诊:2014 年 4 月 2 日。已婚,月经后期量少色暗,经前乳痛,入睡困难,多梦,时有头痛,偶有腰痛,大便溏结不调,舌暗红,苔薄黄,脉细弦,证属肝郁气滞、冲任失调,拟用四物逍遥加减以图之:

杭白芍 20 g	柴胡 10 g	杏桃仁各 10 g	枳壳 15 g
制香附 20 g	当归 10 g	川芎 12 g	合欢皮 30 g
酸枣仁 25 g	干生地 18 g	益母草 15 g	

10 剂,水煎服,日 1 剂。

二诊:2014 年 6 月 11 日。病史同前,近两次月经周期,均逾50 余日一行,前次月事量较前增,色尚鲜红,经前乳房胀痛,头晕目眩易疲劳,口干,喜饮而少解,素有情绪急躁易怒,舌淡,边齿痕,苔薄黄,脉来稍弦滑,大便易干结,证属肝郁,脾虚冲任失调,拟方图之:

煨葛根 25 g	枳壳 15 g	柴胡 10 g	姜竹茹 10 g
杭白芍 20 g	制香附 15 g	合欢皮 30 g	杜仲 20 g
杏、桃仁各 10 g	石斛 15 g	蒲公英 15 g	谷芽 25 g

10 剂,水煎服,日 1 剂。

6. 月经不调案 3

蔡××,女,27 岁。

就诊时间:2014 年 6 月 4 日。月经紊乱 3 年余,1~4 个月一行,量中,夹少许血块,时有胸闷,刷牙恶心,纳谷不香,眠差多梦,口干不欲饮,手足心多汗,大便不规律,时不成形,偶便前腹痛,小便调和,舌红,苔薄黄,脉弦细。按其脉证,考之乃系肝胃不和、冲任失调之象,予以调肝和胃、理血调冲:

白术 15 g	陈皮 10 g	炒杭白芍 30 g	防风 10 g
柴胡 10 g	制香附 20 g	淮小麦 50 g	合欢皮 30 g
酸枣仁 25 g	川芎 12 g	猫爪草 10 g	益母草 15 g
菟丝子 15 g	甘草 5 g		

10 剂,水煎服,日 1 剂。

【按】月经不调多由女子婚前、婚后经水失常而出现的非实质性的特异性病理变化,其之机因责之于肝,使冲任受及,脾受木侮。其治疗,傅青主在调经门类列出十四条,从临床所见尚不能总揽全局,并有言"调经尤难,盖经调则无病,不调则百病丛生,治法宜详察其病源,细审其所以不调之故,然后用药,始能见效"。由此可见,调经之难,难在辨明寒热虚实。按其不同表现,治以补益心脾,填冲摄血;条达木郁,暖宫调冲,以及调冲定经之剂,以解病痛之苦。

7. 月经不调案 4

胡×,女,30 岁。

就诊时间:2015 年 9 月 14 日。患者年三十,刚做婚事,而月事失调数年,后期而至,每逢经前乳痛,腹痛随起,量中等夹块,平时饮食尚可,大便偏溏,舌红苔薄,脉沉细弦。四诊合参,其系肝郁脾虚,气血失调,致使经水滞下,从而经期后至,乃为胞寒之象,所谓"盖后期而来少,血寒而不足;后期而来多,血寒而有余"。证属肝气不调,脾肾两虚之征,治当以调肝健脾,理血调冲,方仿逍遥出入为宜,方药如下:

白术 15 g	茯苓、神各 15 g	杭白芍 20 g	川芎 10 g
制香附 20 g	陈皮 10 g	杜仲 20 g	柴胡 10 g
荔枝核 20 g	延胡索 15 g	甘草 5 g	

10 剂,水煎服,日 1 剂。

8. 不孕案 1

汪××,女,35 岁。

就诊时间:2015 年 5 月 19 日。年届三十有五,婚后 9 年曾孕两次均流产。刻诊:自觉乏力,畏寒,口干,喜温饮,眼目胀涩,时见耳鸣脑鸣,劳则易心悸,惊惕,上半身汗出,面部潮红,双下肢畏寒,轻浮,足心易冷汗出,食纳尚可,多食易有食物返出,大便日行 1 次,不成形,小溲夜频,月事周期尚可,淋漓旬日乃尽,色暗红夹血块,行经腰酸较甚,时伴乳房胀痛不舒,舌质淡红,边齿痕较重,苔薄白,脉来细而少力,双寸稍滑,综合脉证乃系肝郁脾虚,冲任失调,治当开郁醒脾,理血调冲为先策:

杭白芍 30 g	柴胡 10 g	磁石 40 g	桂枝 6 g
合欢皮 30 g	覆盆子 15 g	菟丝子 15 g	远志 10 g
制香附 20 g	贯众炭 15 g	酸枣仁 25 g	甘草 5 g

15 剂,水煎服,日 1 剂。

9. 不孕案 2

陈××,女,31 岁。

就诊时间:2014 年 7 月 9 日。年届三十有一,婚后 3 年未孕,辅助检查示:右侧输卵管不通,左侧输卵管通而不畅,曾欲行试管婴儿,因卵泡不成熟,作罢。刻诊:口干喜饮而难解,目眵偏多,手心灼热感,食纳欠佳,小便尚调。夜眠浅而多梦,舌质红,尖甚,苔黄稍腻,脉来细弦,考之乃系冲任失调,阴虚火旺,拟予以调节冲任,益阴清热为治:

北沙参 20 g	杭白芍 30 g	熟女贞 15 g	旱莲草 15 g
川芎 10 g	石斛 15 g	菟丝子 15 g	桂枝 6 g
菊花 12 g	绿梅花 20 g	酸枣仁 25 g	车前草 12 g
谷芽 25 g	甘草 5 g		

15 剂,水煎服,日 1 剂。

【按】女子不孕,首责于肾。求子方法,必先调经,是为常法。本案为先天不足,冲任失养,证属亏虚,所谓冲为血海,任主胞胎,二脉失养,故经来量少则难孕。《素问·上古天真论》云:"二七而天癸至,任脉通,太冲脉盛,月事以时下,故有子。"此言女子之孕,乃由肾气之盛方可种子。治当滋养肝肾,调补冲任为宜,药用 3 月,气血得充,冲任调和而顺应种子。

10. 产后诸症案 1

杨××,女,31 岁。

就诊时间:2015 年 5 月 15 日。年届三十有一,2014 年曾因产后熏蒸致眼目干涩,视物模糊,情绪焦躁,经药物及心理调整,刻下情绪已平稳,仍有眼目视物欠清,偶有"飞蚊症",时感干涩,畏强光,食纳二便均可,夜眠安和,月事已如常,腰酸时作,不耐久劳,舌质淡红,苔薄白,脉弦滑。考之乃系产后失调,气阴两伤,予以益气养阴,滋养下元为治:

太子参 25 g	杭麦冬 12 g	北五味 10 g	熟女贞 15 g
杭白芍 30 g	干生地 12 g	甘枸杞 15 g	杭菊花 15 g
杜仲 20 g	石斛 15 g	甘草 5 g	

10 剂,水煎服,日 1 剂。

11. 产后诸症案 2

刘××,女,30岁。

就诊时间:2014年7月23日。年届三十,素体偏弱,半月前因胚胎停止发育,行药物流产及清宫术。刻诊:头昏蒙,易心慌气短,进食偏少,畏风怕冷,腰脊酸痛不适,易汗出。大便长期秘结,月事多淋漓,旬日不尽,血压偏低,舌质暗红,苔薄白,脉细弦、稍数。子宫肌瘤病史。综合脉证,考之乃系气阴两虚、冲任失调之象,当以益气补中,调摄冲任为治:

生黄芪 30 g	太子参 25 g	杭麦冬 12 g	北五味 10 g
桂枝 6 g	杭白芍 20 g	柴胡 10 g	菟丝子 15 g
酸枣仁 25 g	当归 10 g	熟女贞子 15 g	甘草 5 g

10剂,水煎服,日1剂。

十、皮肤科病证

1. 痤疮案

李×,女,30岁。

一诊:2014年6月10日。患者三年前曾因颜面痤疮来诊,经治好转。刻诊:颜面痤疮再发,左侧面颊为甚,面部潮红,皮肤油腻,晨起口苦且干,情绪易躁怒,手足心热,食纳可。大便1~3日一行,偏干,小溲时黄,夜眠多梦,月事周期如常,舌质红尖甚,苔薄黄腻,脉弦数,此乃肝经郁热,湿热蒸腾之象,拟予丹栀逍遥散加减:

炒山栀 10 g	杭白芍 20 g	柴胡 10 g	黄芩 10 g
杭菊花 15 g	冬桑叶 10 g	佩兰梗 10 g	茺蔚子 15 g
干生地 18 g	生薏苡仁 40 g	甘草 5 g	

10剂,水煎服,日1剂。嘱其平时用温开水洗脸。

二诊:药后面部痤疮好转,未见新发痘疹,面部潮红、瘙痒均减轻,皮肤较为油腻,他症如常,舌红,苔薄黄,脉弦微数,前法得效,宜守之:

炒山栀 10g	柴胡 10g	黄芩 10g	杭菊花 15g
冬桑叶 10g	蒲公英 20g	茺蔚子 15g	车前草 15g
炒丹皮 10g	干生地 18g	生薏苡仁 40g	生甘草 5g

15剂,水煎服,日1剂。

三诊:药后症状改善明显,面部痤疮大为减少,偶有新发痘疮,但较前减少,肤质转好,舌暗苔白,脉弦,继守原方加减进退再进15剂,以善其后。

【按】考之痤疮一证,前人皆从肺胃论治,因肺主皮毛,肺热熏蒸肌肤,血热郁于肌表则生痘疮。然临床所见,肝经郁热,风火上炎者亦占多数,头为诸阳之会,其病多风,所谓病在上者多风火,病在下者多湿热,肝主风而多郁,郁久则生热,风火挟湿热之邪以上乘,熏灼肌肤,气血凝滞则生痘疮。故治疗此症宜从清解肝经郁热着手,而丹栀逍遥散乃清解肝经郁火之佳剂,但方中苓术守中,非此所宜,临症应灵活加减取用,不应拘泥于原方。

2. 唇风案 1

吴××,男,30岁。

一诊:2014年3月4日。反复口周皮疹8个月,表现为红色丘疹,无痛痒,口干,喜热饮,口腔异味,多食则胀,眠差多梦,手足不温,伴有麻木不适,小溲黄,大便调和,舌暗,苔黄腻,脉弦数。按其病位,隶属心脾,证由劳累心脾受及,郁蕴于内所致,予以清热解毒,交通心肾为治:

竹叶 10g	生石膏 15g	石斛 15g	川连 3g
连翘 10g	远志 10g	酸枣仁 25g	绿梅花 20g
琥珀 10g	灯心草 3g	人中黄 10g	

10剂,水煎服,日1剂。

另:羚羊颗粒1包,荷叶颗粒1包,每日两次开水冲下(共20剂)。

二诊:2014年3月18日。前药投后口周皮疹有所减轻,下颌部仍有红色丘疹,刻诊:食欲可,二便调,多梦易醒,入夜小腿易出汗,舌质偏红,苔薄,脉弦数。按其药后转归,症无他变,故当守原方出入继以调之:

竹叶10g	生石膏15g	连翘10g	二花15g
炒川连3g	远志10g	酸枣仁25g	炒桑叶10g
人中黄10g	琥珀10g	灯心草3g	

10剂,水煎服,日1剂。

三诊:2014年4月1日。病史同前,药后症情尚稳。刻诊:口中红疹、痛痒不明显,口干喜饮,口中异味偏重,手足欠温,二便调,舌质红,苔薄黄,脉弦稍数。按其药后转归,仍当顺前而治,药稍增删为宜:

竹茹10g	杭麦冬15g	生石膏15g	干生地12g
川连3g	石斛15g	连翘10g	蒲公英20g
二花15g	酸枣仁25g	远志10g	人中黄10g

10剂,水煎服,日1剂。

四诊:2014年4月22日。病史同前,口周皮疹好转,无痛痒,偶有口干,仍有口腔异味,食欲下降,药后时有胃脘痛,二便调和,睡眠尚可,舌红,苔薄黄,脉弦,按其药及症减,故当随机转变,顺前而治,以善其后:

竹茹10g	生石膏15g	绿梅花20g	川连3g
石斛15g	连翘10g	蒲公英20g	二花15g
槐花15g	人中黄10g	谷芽25g	杏仁30g

10剂,水煎服,日1剂。

【按】唇风又名驴嘴风。唇风之名出自《外科正宗·卷四》:"唇风,阳明胃火上攻,其患下唇发痒作肿,破裂流水,不疼难愈。宜铜粉丸泡洗,内服六味地黄丸自愈。"但有关本病论述最早见于

《内经》,如《灵枢·寒热病》说:"寒热者……唇槁。"唇风是因风热湿邪外侵,或脾胃湿热上蕴,上蒸口唇所致。以口唇红肿、痛痒,日久破裂流水,或脱屑脱皮,或有嘴唇不时响动为主要表现的口腔疾病。本病多见于西医学所指慢性唇炎和继发感染性唇炎。口唇糜烂是湿疹糜烂型唇炎的主要特征。中药辨证论治一般分为:①风热夹湿证;②湿热蒸唇证;③血虚唇燥证;④脾气(亏)虚证。《素问·五脏生成篇》曰:"脾之合肉也,其荣唇也","脾开窍于口,其华在唇"。中医认为口唇之病,多从心脾着手。热积既久,必蕴而成毒。观以上两案用药,皆从清泻心脾积热着手,方以景岳玉女煎合导赤散加减出入,清心、泻脾、解毒,确为治疗本病之良法。他如人中黄、青黛、蒲公英、元参皆为清热解毒而设,若湿毒较甚者,王氏甘露消毒丹亦属良法,可随其证而择之。

3. 唇风案 2

方××,男,16 岁。

一诊:2015 年 4 月 19 日。患者三年前曾因"唇炎"来诊,疗效颇佳。两个月前复发,自行服用三年前的中药,两周左右出现粟粒样丘疹,伴瘙痒,分布于面部及四肢,以西药治疗后好转,停药复发,为求进一步治疗故来诊,刻下仍有皮疹伴瘙痒,口甘苦,喜凉饮,大便两日一行,成形便,小便黄,睡眠欠安,食可,舌红,苔薄,脉细弦。证属风火上炎,客于面表为患,拟仿荆翘散加减主之。方药如下:

荆芥穗 12 g	连翘 10 g	金银花 15 g	炒黄芩 9 g
蝉衣 6 g	夜交藤 15 g	桑叶 10 g	竹叶 10 g
车前草 12 g	飞青黛 15 g	生薏米 30 g	野菊花 15 g
刺蒺藜 15 g	人中黄 10 g		

15 剂,水煎服,日 1 剂。

二诊:2015 年 5 月 8 日。前方药后,疹消痒减,偶觉唇面瘙痒,大便 1~2 日一行,成形,食眠可,易打喷嚏,舌红苔薄黄腻,脉

弦。药后症减,故守方出入,以善其后:

北沙参 15 g	竹叶 10 g	连翘 10 g	野菊花 12 g
炒桑叶 10 g	板蓝根 10 g	蝉衣 6 g	首乌藤 15 g
干生地 12 g	生薏米 15 g	人中黄 10 g	

7 剂,水煎服,日 1 剂。

另:西洋参 3 克,杭麦冬 5 克,甘草 3 克,开水泡作茶饮。15 剂。

五诊:2015 年 6 月 2 日。病史同前,皮疹基本消退,唯面部少皮疹,伴瘙痒,口唇偶痒,时有便秘,小便偏黄,食眠尚可,舌尖红,苔薄,脉弦。此为肝火为患,治宜清热,拟方如下:

北沙参 15 g	竹叶 10 g	连翘 10 g	炒桑叶 10 g
板蓝根 10 g	蝉衣 6 g	首乌藤 15 g	杏仁 10 g
干生地 12 g	车前草 9 g	人中黄 10 g	

10 剂,水煎服,日 1 剂。鲜荷梗 1 尺许入药同煎。

【按】荷梗即藕秆,《本草再新》言其有"通气消暑,泻火解毒"之功,临床运用此药,体会颇深,总结其功用有三:其一,此物生长于暑夏之际,消暑利湿甚好;其二,本品气味轻清,能泻火解毒;其三,此物中通外直,气味相求,故有通气之功。本案大便干结难下,热毒不能排出,此处用鲜荷梗同煎以通便解毒,可谓药尽其用。

4. 口疮案

吴××,女,50 岁。

一诊:2014 年 5 月 6 日。反复口腔溃疡 2～3 年,刻下仍有舌尖溃破疼痛,口干不欲饮,嗳气频频,平时饮食一般,夜眠入睡困难,多梦,伴有黎明泻,小溲黄,舌暗淡,苔薄黄腻,脉细弦。考之乃系心肾失交,血络不仁,予以交通心肾、活血通络为治。

炙龟板 30 g	熟女贞 15 g	旱莲草 15 g	远志 10 g
杭麦冬 12 g	酸枣仁 30 g	石斛 15 g	川连 3 g

桂枝 5 g 　　　灯心草 3 g 　　　丝瓜络 20 g 　　　杜仲 20 g

15 剂,水煎服,日 1 剂。

二诊:2014 年 5 月 20 日。药后夜眠较前安和,舌尖溃疡较前减轻,刻下仍有口干不欲饮,心中时有烦躁,手心易汗出,肢端欠温,腰脊疼痛时作。食纳可,小溲色黄,大便调和。舌暗淡,苔薄黄,脉弦滑数。有甲状腺功能减退症、高脂血症、胆囊炎病史。按其药后症情缓解,其他无变,守原方出入,继以调之,以善其后:

炙龟板 30 g 　　　熟女贞 15 g 　　　旱莲草 15 g 　　　杭白芍 30 g

桂枝 6 g 　　　　石斛 15 g 　　　　杭麦冬 12 g 　　　酸枣仁 30 g

炒川连 3 g 　　　杜仲 20 g 　　　　益母草 15 g 　　　夏枯草 12 g

灯心草 3 g 　　　甘草 5 g

15 剂,水煎服,日 1 剂。

三诊:2014 年 6 月 10 日。病史同前,舌尖再次溃破,口干黏,不欲饮,偶心烦,眠浅多梦,大便日行 2～3 次,成形,有排不尽感,小溲黄,饮食尚可,已绝经两年,时有潮热汗出,以头面为甚,舌尖红,苔薄腻,稍黄,脉弦细。按其症情乃阴虚阳浮,心肾失交之征,予以潜阳和阴,交通心肾为治:

北沙参 20 g 　　　桂枝 5 g 　　　　杭白芍 30 g 　　　煅龙、牡各 20 g

远志 10 g 　　　　炒川连 3 g 　　　石斛 15 g 　　　　炒桑叶 10 g

酸枣仁 25 g 　　　芦荟 1 g 　　　　灯心草 2 g 　　　甘草 5 g

10 剂,水煎服,日 1 剂。

四诊:2014 年 7 月 22 日。病史同前,刻下口腔溃疡未见新发,偶盗汗,口干不欲饮,纳寐可,二便调和,舌红,苔薄腻,脉弦细。脑彩超:右侧椎动脉、基底动脉血流速减低。鉴于平衡失调,功能紊乱,当以随机并顺前而治:

煨葛根 25 g 　　　北沙参 20 g 　　　竹茹 10 g 　　　远志 10 g

天麻 15 g 　　　　熟女贞 15 g 　　　石斛 15 g 　　　杜仲 20 g

磁石 40 g 　　　　炒川连 3 g 　　　酸枣仁 25 g 　　　仙鹤草 15 g

10 剂,水煎服,日 1 剂。

五诊:2015 年 4 月 20 日。前因反复口腔溃疡及舌体溃疡来诊,现症情逐渐稳定。证属阴虚内热,心火上炎,予以滋阴潜阳、交通心肾继续调理,以善其后:

北沙参 20 g	熟女贞 15 g	旱莲草 15 g	炙龟板 15 g
石斛 15 g	川连 5 g	远志 10 g	酸枣仁 25 g
肉桂 1 g	连翘 10 g	灯心草 2 g	

10 剂,水煎服,日 1 剂。

【按】口疮,即西医所谓的口腔溃疡,古人虽有口疮、口糜之分,但临床上每多并称,且症候多可相兼而见。其致病机因多以心脾积热,阴虚火旺,肺胃邪热,阳虚浮火,湿热内蕴为主。但心肾不交,龙雷之火上越亦可致病,冯楚瞻曾云:"龙雷之火,亦能焚焦草木,岂必实热方使口舌生疮乎? 盖脾胃气衰,不能按捺,下焦阴火得以上乘,奔溃肿烂……"本案黎明作泻,舌暗淡,显有脾胃虚寒之象,故本案杂以肉桂以防苦寒折中,有伤脾胃,而与黄连同伍以交泰水火,其引火归原又寓于此中,使阴阳平衡,龙雷之火归潜不升则口疮即解。然今就肉桂而言,如取以"引火归原"之用,必须注意其用量每次不得超过 3 g,若过量则恐扰动阴火而影响疾病转化。

5. 荨麻疹案

李××,男,22 岁。

就诊时间:2014 年 7 月 16 日。年方二十二,前因湿疹来诊数次,现基本痊愈。自去岁冬至今,反复发作风团块,瘙痒明显,多于入夜易发。新疹晨起,口苦不爽,鼻窍欠通利。食纳尚可,二便尚调,夜眠尚安,舌质红,苔薄白稍腻,脉来稍弱细。按其病证,予以荆芥消风饮加减为用:

荆芥 12 g	赤芍 10 g	连翘 10 g	蝉衣 6 g
黄芩 9 g	辛夷花 15 g	夜交藤 25 g	干生地 12 g
生薏米 30 g	野菊花 15 g	甘草 5 g	

7剂,水煎服,日1剂。

【按】荨麻疹,前贤多以为风邪致病,因风为百病之长,善行而数变,但谓"风"者,应分为"内风"和"外风",对于此病急则求之外风,缓则多责之于内风,所谓"有诸内必形于外",外风虽袭,若脏腑平调,内风不与外风相搏,外风仅入于经络之间,一经疏散,风邪外达,病即向愈。若外风引动内风,则病起而缠绵,须平内风兼祛外邪,方为治病之要,而内风责于肝,因肝为风木之脏,主升主动,对于此病,今主张从肝论治,故以镇肝泻热为主治而收效明显。

6. 脓疱病案

杨××,女,56岁。

一诊:2012年12月25日。手足皮疹5月余,呈水疱样,瘙痒,脱皮,曾用桑叶、桑白皮、侧柏叶煎水泡洗,口服泼尼松、雷公藤、氯苯那敏,病情曾一度好转,饮酒后复发。刻下:手足皲裂、脱皮,后背痤疮,瘙痒,夜间明显。大便日行1～2次,不成形,有排不尽感。小便偶黄,鼻干结痂,饮食尚可,睡眠一般,舌红,苔薄,脉弦。综合脉证,乃系阴虚内热,血热生风,上犯肌表之征,按其病机,当以养阴清热、凉血祛风解毒:

干生地18g	熟女贞15g	旱莲草15g	石斛15g
连翘10g	二花15g	野菊花15g	蝉衣9g
夜交藤25g	川连3g	白鲜皮15g	人中黄10g

10剂,水煎服,日1剂。

另:羚羊颗粒1包,2次/日。开水冲服,共20包。

二诊:2014年1月17日。病史同前,手足疱疹、皲裂疼痛好转,两月前因劳累、情绪变化而致症情反复。手背、足底疱疹瘙痒伴皲裂疼痛,自服前方后症情有缓。刻诊:鼻中干结,食欲颇佳,大便日行1次,不成形,时伴不尽感,小溲尚调,眠尚安,舌质淡红,苔薄白,脉细弦稍数,证析如前,按其体征,当守原方药稍增删继以调之：

干生地 18 g	熟女贞 15 g	旱莲草 15 g	蒲公英 15 g
连翘 10 g	二花 15 g	蜂房 6 g	川连 3 g
夜交藤 25 g	芦根 20 g	生薏苡仁 30 g	甘草 5 g

10 剂，水煎服，日 1 剂。

【按】本病本由风、湿、热之邪交杂浸淫肌表所得，故其治以祛风除湿为主。然本病反复发作，则易耗血伤阴，化燥生风，而见皮肤变厚，干燥，皲裂，疼痛，本案患者病久不愈，疮疡瘙痒脱屑，乃由实致虚，虚实夹杂。生地，甘寒，养阴清热，用之极为切题。此外，《素问·至真要大论》云"诸痛痒疮皆属于心"，说明治瘙痒者，凉营清热一法亦为关键，而生地清热凉营解毒，使火毒平而痒止，古法地黄消毒饮以生地为君，其义可明。

7. 日光性皮炎案

张×，女，29 岁。

一诊：2015 年 5 月 5 日。日光性皮炎四年，强光照射后，皮肤出现皮疹，水疱状，溃破流黄水，伴痒痛，晨起，偶有恶心、多梦、便溏，日行 1～2 次，左下膝时有酸楚不适，月事后期，量中，夹块，经前乳痛，舌暗红，苔薄白，脉细弦。按其症情考之乃系清热祛风为治。

苍术 15 g	杭白芍 30 g	防风 10 g	制香附 15 g
连翘 10 g	荆芥 12 g	蝉衣 6 g	炒桑叶 10 g
野菊花 15 g	首乌藤 25 g	磁石 30 g	生薏米 30 g

10 剂，水煎服，日 1 剂。

8. 白癜风案

邵××，女，55 岁。

就诊时间：2014 年 7 月 30 日。年逾五旬，素有高血压病、甲状腺功能减退症病史，近月来突然出现右额角及颈部色素脱失，西医诊为白癜风。刻诊:胸中时有窒闷不舒,卧则加重,动易出汗,夜眠口干,善叹息,脊背掣痛不舒,食纳可,二便如常,夜眠入睡困难,舌质暗淡,苔薄白,脉沉弦。B超曾检示:轻度脂肪肝,胆囊多发胆固醇结晶,双肾囊肿,子宫肌瘤。中医上称白癜风为"白癜""斑白""斑驳""白驳""白驳疯"等,白癜风虽长在外表,根却在脏腑,系因于情志不舒、气血不和、脉络阻滞不通、毛孔闭塞、肌肤失养所致。证属下虚上实,气血阻滞之征,予以泄上补下,化瘀散结为治,方药如下:

北沙参 20 g	女贞子 15 g	旱莲草 15 g	白芍 30 g
石斛 15 g	远志 10 g	合欢皮 30 g	酸枣仁 25 g
仙鹤草 15 g	益母草 15 g	干地龙 9 g	琥珀 10 g
杜仲 20 g	竹茹 10 g		

15 剂,水煎服,日 1 剂。

另外搽方:密陀僧 10 g,制首乌 30 g,用米醋 250 克将上药放置瓶内慢摇均匀,外搽局部。

9. 色斑案

黄××,女,43 岁。

就诊时间:2014 年 5 月 28 日。面部色斑一年余,逐渐加重,时有心烦易怒,口干苦不欲饮,食欲下降,颈肩及腰部酸痛,月经先期,量中,经前乳痛,大便 1~2 天一行,成形,小便黄,舌淡红,苔薄白,脉细弦,睡眠可,证属肝郁气滞,滞于面表所致,予以疏肝解郁,调和气血为治,方药如下:

北沙参 20 g	石斛 15 g	杭白芍 30 g	熟女贞子 15 g
茺蔚子 15 g	菊花 15 g	合欢皮 30 g	制香附 20 g
杜仲 20 g	川芎 10 g	绿梅花 20 g	谷芽 25 g

10 剂,水煎服,日 1 剂。